Kontaktadresse nach EU-Produktsicherheitsverordnung:
produktsicherheit@droemer-knaur.de

AF195178

KNAUR.LEBEN

Dietmar Hansch

BURNOUT

Mit Achtsamkeit und Flow aus der Stressfalle

KNAUR.LEBEN

Vorwort

Immer mehr Menschen geraten in die Stressfalle. Immer öfter endet dies in einer Erschöpfungsdepression, für die der Begriff Burnout populär geworden ist. Das liegt an Arbeitsüberlastungen und unguten Arbeitsbedingungen, die sich in vielen Bereichen unserer Gesellschaft breitmachen. Aber es liegt auch daran, dass wir Menschen der westlichen Effizienz-Gesellschaften nirgendwo systematisch und umfassend lernen, unser Innenleben zu verstehen, zu beherrschen und zu kultivieren. Viele Menschen wissen nicht, wie man mit Stress umgeht, viele Menschen haben das Genießen und Auftanken nicht gelernt.

Daraus erklärt sich zu einem großen Teil auch, warum Menschen nach einem Überlastungs-Zusammenbruch oft über viele Monate oder sogar Jahre krankgeschrieben sind oder gar berentet werden. Bei den wenigsten der Betroffenen ist »die Substanz« so geschädigt, dass man dem Genesungsprozess tatsächlich derart viel Zeit einräumen muss. Beim weitaus größeren Teil dieser Menschen ist das nicht der Fall: Sie gehen mit sich und der Erkrankungssituation falsch um, sie schaffen es nicht, den selbsterzeugten inneren Druck abzubauen, und blockieren sich so in ihrer Genesung selbst. Was eigentlich in einem oder drei Monaten bewältigt sein könnte, braucht so ein oder zwei Jahre. Unnötige Zerstörungen im Berufs- und Privatleben sind oft die Folge. Um es in ein grobes Bild zu bringen: Das Wiederaufladen einer Batterie kann lange dauern, weil ihre materielle Substanz verbraucht ist, es kann sich aber auch unnötig lange hinziehen, weil man mit dem Ladegerät nicht umgehen kann und es falsch eingestellt oder angeklemmt hat.

Dieses Buch ist gewissermaßen eine Bedienungsanleitung für das »innere Ladegerät«, das uns allen von der Evolution eingebaut wurde.

Es wird gezeigt, wie ab einem bestimmten Punkt realer äußerer Überlastung Teufelskreise in Gang kommen, die zusätzlichen inneren Druck aufbauen, was zu zusätzlichen Energieverlusten und Blockaden führt. Wie stoppt man dies, löst es auf? Welche Energiequellen hat die Evolution in uns angelegt? Welche äußeren Bedingungen und inneren Einstellungen erlauben es uns am besten, diese Quellen anzuzapfen? Auf diese und weitere Fragen gibt das vorliegende Buch Antwort.

Es ist für all die geschrieben, die in der Stressfalle sitzen und lernen wollen, ihrem Alltag mehr Genuss, positive Erlebnisse und vitalisierende Energie abzugewinnen. Es wendet sich an Menschen, die sich kurz vor dem Zusammenbruch fühlen und Wege zum zeitweiligen Ausstieg suchen. Und natürlich können all die profitieren, die das schon hinter sich haben und nun bestmöglich auftanken und genesen wollen mit dem Ziel, nach dem Wiedereinstieg ins Berufsleben sorgsamer mit sich umzugehen.

Dieses Buch eignet sich auch als Begleitmaterial für ambulante oder stationäre Psychotherapien wie auch für Kur- oder Reha-Maßnahmen.

Ausgebrannt – so geht es heute leider vielen

Die Gedanken jagen sich: »Jetzt das noch! Das ist doch nicht zu schaffen! Ich bin soo müde – kein Wunder, bei vier Stunden Schlaf! Und das seit Wochen. Ist doch total verrückt, man ist erschöpft und wacht doch schon früh um fünf auf! Und grübelt! Immer im Kreis herum! Ohne Ergebnis!« Man will es anhalten, aber es geht nicht. Im Gegenteil – je mehr man dagegen ankämpft, desto schlimmer wird es. Man steigert sich selber rein und kann einfach nicht mehr abschalten. »Aber komm, jetzt wieder an die Arbeit! Sei doch nicht so hektisch, versuch dich zu konzentrieren, eins nach dem anderen. Aber wo anfangen! Was ist das Dringendste? Alles! Ja, alles! Oh Gott, es zerreißt mich gleich!«
Sind Sie oft in einer Situation, in der Ihre innere Stimme in dieser Weise aufschreit? Die Anforderungen in Ihrem Job sind gestiegen? Von allem gibt es immer mehr, insbesondere vom Schlechten: mehr Anrufe, mehr Aufgaben, mehr Zeitdruck, mehr Beschwerden, mehr (Spam-)Mails, mehr Arbeitsunterbrechungen, mehr Konflikte mit Kollegen. Und vom Guten gibt es immer weniger: weniger Geld, weniger Zeit, weniger Anerkennung, weniger Erfolge, weniger Sicherheit und Verlässlichkeit.
Vielleicht arbeiten Sie in einem pädagogischen oder sozialen Beruf. Dann haben Sie das Gefühl, dass die Schüler, die Klienten oder die Patienten immer schwieriger werden, dass sich Ihre Vorstellungen von guter Arbeit immer weniger realisieren lassen. Sie haben das Gefühl, dass Ihr Einfluss auf den Lauf der Dinge immer geringer wird. Sie strengen sich immer mehr an, aber es führt zu nichts, Gefühle der Ohnmacht, der Sinn- und Hoffnungslosigkeit machen sich breit. Die Problemberge, die Sie vor sich se-

hen, verdunkeln Ihren ganzen Horizont. Manchmal hassen Sie Ihre Klienten, für die Sie sich aufopfern und die es Ihnen immer weniger danken. Immer öfter reagieren Sie gereizt, ja aggressiv. Was ist bloß aus all Ihren Idealen geworden, das hätten Sie sich nicht alpträumen lassen, am Anfang Ihres Berufsweges.

Oder Sie sind Angestellter in einer Behörde oder einem Unternehmen. Auch hier wachsen Arbeitsdruck, Hektik, Unsicherheit und Ellbogenmentalität. Alles rennt mit Tunnelblick aneinander vorbei. Der Chef spricht Sie nur noch an, um zu meckern und zu drohen. Eine unmenschliche Hire-and-fire-Kultur beginnt sich zu etablieren.

Reformen, Umstrukturierungen, »Change« – eine undurchdachte Maßnahme jagt die andere, bis gar nichts mehr funktioniert. Wie oft hatten Sie das Gefühl, dass Sie alles richtig gemacht haben, und trotzdem ist es schiefgegangen. Einfach weil etwas dazwischengekommen ist, auf das Sie keinen Einfluss hatten. Es wird gespart, Stellen werden nicht neu besetzt, der bürokratische und sonstige Aufwand steigt, und schließlich wird man auch nicht jünger.

Eigentlich haben Sie innerlich längst gekündigt. Mal erledigen Sie wie ein Roboter Dinge, die Sie für völlig sinnlos halten, mal rackern Sie wie ein Bekloppter, weil die Angst vor dem Arbeitsplatzverlust Sie peitscht. Oder weil etwas wirklich Wichtiges erledigt werden muss und Sie es nicht einem netten Kollegen liegenlassen wollen, der noch schlechter dran ist als Sie selbst.

Vielleicht sind Sie auch selbständig, leiten einen mittelständischen Betrieb oder sind in Führungsverantwortung bei einem Großunternehmen. Die wirtschaftliche Lage hat sich verschlechtert. Die Nachfrage nach Ihren Produkten sinkt, weil viele Leute weniger Geld in der Tasche haben und zugleich alles teurer wird, vom Strom bis zu den Materialeinkäufen. Womöglich müssen Sie Kredite zurückzahlen. Sie haben keine Idee, wie Sie in Zukunft die Kennzahlen erreichen sollen, die für das Überleben Ihres Unternehmens erforderlich sind oder die von Ihren ganz hohen Vorgesetzten verlangt werden.

Dazu lastet ein ungeheurer Verantwortungsdruck auf Ihren Schultern – Verantwortung für Ihre Mitarbeiter und deren Familien. Und nicht zuletzt für Ihre eigene Familie. Vielleicht studieren Ihre Kinder und werden noch über Jahre finanzielle Unterstützung brauchen. Und auch das Haus ist teurer geraten, und Sie zahlen mehr und länger als geplant. Wie Sie es auch drehen und wenden – es ist einfach nicht mehr zu schaffen. Sie können nicht noch mehr aus Ihren Leuten herauspressen. Sie wollen doch Mensch bleiben, Sie wollen Ihren Mitarbeitern Wertschätzung entgegenbringen und von ihnen geschätzt werden. Und Sie selbst arbeiten ja auch schon fast ununterbrochen. Sie haben Ihre Hobbys aufgegeben, treiben keinen Sport mehr, essen und trinken aus Frust zu viel und haben zugenommen. Auch für die Familie bleibt immer weniger Zeit. Ihre Frau und Ihre Kinder klagen seit langem, dass Sie, wenn Sie überhaupt nach Hause kommen, innerlich abwesend oder gereizt und aggressiv sind. Manchmal nehmen Sie Arbeit mit nach Hause. Es gibt zunehmend Konflikte und Streit. Überall werden nur Forderungen an Sie gestellt, seit Jahren erfüllen Sie ununterbrochen die Erwartungen anderer. Etwas ganz zweckfrei nur für sich tun, nur um der Muße und des Genießens willen, das haben Sie fast schon verlernt. Und was das Schlimmste daran ist: Eigentlich bringt das Ganze ja gar nichts. Sie leisten nicht mehr, sondern in den letzten Monaten sogar deutlich weniger – aufgrund von Konfusion, inneren Blockaden und Erschöpfung. Es ist wie beim Vollgas-Fahren mit angezogener Handbremse.

Panikattacken und Agoraphobie

Bei Panikattacken kommt es zu einer schnellen und maximalen Aktivierung des Angstsystems im Gehirn. Diese unnatürliche und unsinnige Intensivierung der Angst ist die Folge des Teufelskreises »Angst vor der Angst«, bei dem die Angstsymptome in einer Art Kurzschluss selbst zum Fokus der Angst werden. Man interpretiert zum Beispiel das Herzklopfen oder den Schwindel als Ausdruck einer gefährlichen Erkrankung, das steigert die Aktivität des Angstsystems, und dies wiederum intensiviert das Herzklopfen und den Schwindel und so weiter.

Bei Panikattacken entwickelt sich ein Großteil der folgenden Beschwerden innerhalb weniger Minuten, ohne dass ein äußerer Anlass erkennbar wäre:

- Das Herz beginnt wie wild zu klopfen (»Herzrasen«), manchmal auch unregelmäßig mit heftigem Holpern zwischendurch (»Herzstolpern«).
- In der Brust fühlt man Beklemmung und Luftnot bis hin zu Erstickungsgefühlen, man fängt an, heftiger und schneller zu atmen (»Hyperventilation«). Es können auch Schmerzen im Bereich des Brustkorbs auftreten, oft verbunden mit der Angst, dass das vom Herzen kommt.
- Weiter: Schwindelgefühle, Unsicherheit, Benommenheit, das Gefühl einer herannahenden Ohnmacht; der Eindruck, dass sich alles irgendwie unwirklich, fremd und losgelöst anfühlt (»Derealisation«, »Depersonalisation«),

Irgendwie haben Sie das Gefühl, in einer Falle zu sitzen. Der Druck ist so groß, dass Sie es in Ihrer Lebenssituation nicht mehr aushalten. Lösungen zur Verminderung des Drucks haben Sie nicht finden können. Und die Situation zu verlassen würde einen ungeheuren Preis fordern. Sie wagen gar nicht, sich ein solches Szenario auszumalen, das Sie als eigenes Versagen erleben würden. Was dann alles passieren könnte: Sie würden Zorn und Verachtung von Vorgesetzten oder Mitarbeitern auf sich ziehen und

INFO-BOX 1

Übelkeit, Magen-Darm-Beschwerden, Mundtrockenheit,
Schweißausbrüche, Hitze- oder Kälteschauer,
Zittern, Beben sowie
Taubheitsgefühle oder Kribbelempfindungen (»Ameisenlaufen«)
auf der Haut.
All das wird als bedrohlich erlebt und weckt deshalb Katastrophengedanken wie etwa die folgenden: Ich verliere die Kontrolle! Es passiert etwas ganz Schlimmes mit meinem Körper! Oder: Ich raste aus und mache gefährliche Sachen! Ich werde verrückt! Ich sterbe! (Zum Beispiel an einem Herzinfarkt oder einem Schlaganfall.)

(aus Hansch 2021, S. 15)

In aller Regel halten die Beschwerden in dieser Intensität auch nicht länger als 10 Minuten, maximal eine halbe Stunde an.
Obwohl Panikattacken auch von Ärzten im ersten Moment oft als »Herzinfälle« fehlgedeutet werden, sind sie doch an sich ungefährlich. Bei wiederholten Panikattacken beginnen die Betroffenen oft Orte zu meiden, an denen bereits Panikattacken aufgetreten sind, die keine Fluchtmöglichkeit bieten, in denen keine Hilfe geholt werden kann oder wo peinliche Situationen entstehen könnten (Kaufhäuser, Restaurants, Konzertsäle oder andere Orte mit vielen Menschen, öffentliche Verkehrsmittel, Fahrstühle). Das nennt man Agoraphobie.

---

müssten wohl am Ende die Firma verlassen beziehungsweise in Konkurs gehen. In Ihrem Alter findet man nicht so leicht etwas Neues, zumindest nicht auf Ihrem jetzigen Niveau. Und Sie haben schon so viel investiert. Auch in das Haus, das Sie dann wohl aufgeben müssten. Womöglich würde Sie Ihre Familie verlassen, und Ihre Freunde würden sich von Ihnen abwenden. Am Ende stünde vielleicht Hartz IV. »Unvorstellbar! Eher würde ich mir das Leben nehmen!«

Burnout, Depressionen und Angststörungen

Wenn all das teilweise oder überwiegend Ihre Situation beschreibt, sind Sie in einen Prozess hineingeraten, für den es Bezeichnungen gibt wie Erschöpfungsspirale, Burnout oder Erschöpfungsdepression. Sollten Sie nach einem zweiwöchigen Urlaub nicht wieder vollständig erholt sein, wäre dies ein relativ sicheres Anzeichen dafür, dass die Erschöpfung zu einem Gesundheitsproblem geworden ist. Falls es bereits längere Phasen gibt, in denen Sie so erschöpft und antriebslos sind, dass Sie Ihre normalen Alltagsgeschäfte nicht mehr erledigen können, liegt eine schwerere Form von Depression vor. Eine mittelschwere oder schwere Depression ist eine psychische Erkrankung, die das Endstadium aller Burnout-Prozesse bildet (die aber auch aus anderen Gründen entstehen kann). Folgende weitere Beschwerden können hierbei auftreten: sehr schwere traurige Verstimmungen bis hin zu Apathie und dem Gefühl »innerer Versteinerung«, Unfähigkeit, sich noch über irgendetwas zu freuen, Interesseverlust, Gedächtnisstörungen, anhaltende und völlig realitätsfremde Verzerrungen von Wahrnehmung und Denken ins Negative (alles wird ganz furchtbar ausgehen, ich bin der wertloseste Mensch, den es gibt, ich habe an allem Schuld etc.), andrängende Selbsttötungsabsichten.

Oft kommen noch Angstprobleme hinzu: vermehrte Ängstlichkeit in Bezug auf harmlose Alltagssituationen, stärkere Angst vor bestimmten Ereignissen (zum Beispiel Verhandlungen, Vorträge) oder sogar anfallsartige stärkste Angst verbunden mit der Tendenz, bestimmte Orte zu meiden oder das Haus gar nicht mehr zu verlassen (Panikattacken und Agoraphobie, siehe Info-Box 1).

Lang anhaltender Stress, Burnout und Angststörungen führen oft auch zu Beschwerden auf der körperlichen Ebene: häufige Infekte, Kopfschmerzen, Muskel- und Rückenschmerzen, Beschwerden im Magen-Darm-Bereich (Schmerzen, Verstopfung, Durchfall), starke Zu- oder Abnahme von Appetit und Körpergewicht, Bluthochdruck, Herzrhythmusstörungen, Abnahme von Lust und Potenz, Hörstörungen (»Hörsturz«, Tinnitus), Suchtprobleme (Alkohol, Nikotin, Medikamente). Auf lange Sicht kann das zu vielfältigen und durchaus gefährlichen körperlichen Erkrankungen führen (unter anderem Herz-Kreislauf-Erkrankungen, Diabetes mellitus).

In den letzten Jahren sind die Medien voll von Berichten über die starke Zunahme all dieser Probleme. Natürlich – die Aufmerksamkeit für psychische Erkrankungen ist gewachsen, und deshalb werden sie von den Ärzten auch häufiger festgestellt. Trotzdem gibt es eine reale Zunahme psychischer Probleme. Aktuelle Zahlen: Seit Jahren verzeichnen die Krankenkassen eine steigende Zahl der Arbeitsunfähigkeitstage wegen psychischer Erkrankungen. Die Deutsche Rentenversicherung meldet: Psychische Störungen sind inzwischen zum häufigsten Grund für Erwerbsminderungsrenten geworden: Binnen zehn Jahren ist ihr Anteil von 24,2 auf 39,3 Prozent gestiegen.

Hauptursache sind ungute gesellschaftliche Veränderungen – hier nur ein paar wichtige Facetten: Aufgrund der Globalisierung verschärft sich der Wettbewerb immer mehr, Unternehmen geraten unter immer größeren Kostendruck, Ressourcen und Stellen werden eingespart, immer weniger haben immer mehr Arbeit zu leisten. Die elektronischen Kommunikationsmedien (Internet, Mobilfunk etc.) führen zu einer Informationsüberflutung sowie zu einer Beschleunigung und »Verflüssigung« aller gesellschaftlichen Prozesse. Unternehmen müssen immer schneller auf die Erfordernisse sich immer breiter fächernder Standortnetzwerke reagieren. Die dadurch erzwungene Mobilität fördert den Zerfall von Familien und Beziehungen, Vereinzelung und Vereinsamung sind die Folgen. Die zunehmende Vernetzung auf allen Ebenen führt dazu, dass immer mehr Dinge von immer mehr anderen Dingen auf unüberschaubare und unberechenbare Weise abhängig werden und damit unserer Kontrolle entgleiten. Traditionelle Werte und Normen gelten nicht mehr, immer weniger weiß man, was richtig oder falsch, gut oder böse ist. Nicht nur der äußere Halt wie Familien oder Lebenszeit-Arbeitsplätze, auch der innere Halt bricht den Menschen also weg. Die äußere und innere Unsicherheit wächst.

All das führt zur rasanten Verstärkung eines Prozesses, der ohnehin schon seit Jahrtausenden im Gang ist und in dem sich unsere moderne Lebensart immer mehr von den natürlichen, steinzeitlichen Lebensbedingungen entfernt, für die unser Körper und unsere Psyche ursprünglich einmal »konstruiert« wurden. Deshalb finden sich psychische Erkrankungen in Städten deutlich häufiger als auf dem Land. Und immer mehr Menschen ziehen vom Land in die Stadt.

In der Summe sind diese und andere Faktoren sehr ungünstig für Entwicklung und Gesundheit der menschlichen Psyche. Dass psychische Erkrankungen unter diesen Bedingungen häufiger auftreten, ist geradezu zwangsläufig. Leider gibt es viele Anhaltspunkte dafür, dass sich die oben skizzierten gesellschaftlichen Entwicklungen fortsetzen und verschlimmern werden. In den westlichen

Gesellschaften sind die Menschen daran gewöhnt, ihr Wohlbefinden aus der Steigerung des Konsums zu speisen. Auf allen Ebenen ist die Gesellschaft auf Wachstum des materiellen Wohlstandes ausgerichtet. Und das kann und wird so nicht weitergehen. Die Rohstoffe erschöpfen sich, andere, aufstrebende Weltregionen wie Asien ziehen Wohlstand an sich, die Reparatur von Umweltschäden und die Bewältigung des Klimawandels werden zunehmend Ressourcen verschlingen etc. Schwer vorhersehbare Krisen wie die Corona-Pandemie können uns treffen. Es ist daher wahrscheinlich, dass wir Zeiten des Schrumpfens unseres materiellen Wohlstandes vor uns haben. In vielen Bereichen wird das konfliktgeladene gesellschaftliche Anpassungsprozesse erzwingen. Und vielen Menschen stehen schmerzliche persönliche Umstellungsprozesse bevor.

Wir können uns dem verweigern, gegen Veränderungen ankämpfen – und leiden. Wir können aber auch versuchen, aus der Krise eine Chance, aus der Not eine Tugend zu machen. Die moderne Glücksforschung hat bewiesen: Der für wahres Glück und nachhaltige Lebenserfüllung erforderliche materielle Lebensstandard ist nicht sehr hoch. Aufs Ganze gesehen, könnte unsere Gesellschaft noch jede Menge Reichtum abgeben, ohne unter diese Schwelle zu fallen. Wenn unsere Gesellschaft lernen würde, ihr Wachstum mehr in Richtung Qualität und Kultur auszurichten und eher »Glücksgüter« als Konsumgüter zu produzieren, dann könnten wir mit weniger materiellem Wohlstand zufriedener leben. Und wir Einzelne müssen Dinge lernen wie: loslassen, Glück aus inneren Quellen schöpfen, Halt und Sicherheit in unserem Inneren finden. Jeder von uns hat die Möglichkeit, auf diesem Weg ein gutes Stück voranzukommen. Versuchen wir, die Probleme, die wir

haben, als Anstoß dafür zu nehmen, auf diesem Weg Fortschritte zu machen. So könnte es uns tatsächlich gelingen, die Krise in eine Chance zu verwandeln.
Vor diesem Hintergrund gilt auch: Wer an einem Burnout-Syndrom leidet, sollte sich das nicht als persönliches Versagen ankreiden, zumindest nicht ausschließlich oder überwiegend. Es kann jeden erwischen. In nicht wenigen Bereichen unserer Gesellschaft ist der Anforderungsdruck inzwischen so hoch, dass auch starke und gesunde Menschen in die Knie gehen, wenn sie den Zeitpunkt für den Absprung von der Erschöpfungsspirale verpasst haben. Und dafür tragen auch Politik und Wirtschaft eine Mitverantwortung. Burnout entsteht immer aus einem Missverhältnis zwischen dem Anforderungsdruck und den individuellen Bewältigungsmöglichkeiten. Das kann natürlich auch bedeuten, dass die persönliche Eignung nicht zu dem Beruf passt, den man ausübt. Wer schon von Natur aus besonders stressempfindlich ist, ist vielleicht als Pfleger auf einer Intensivstation oder als Lehrerin nicht am richtigen Platz. Vielleicht genügt es, einen besseren Umgang mit Stress zu erlernen und sich in der Freizeit neue Energiequellen zu erschließen. Vielleicht muss man am Ende aber auch den Arbeitsbereich wechseln. Über all das wird zu reden sein.

Haben Sie nach alldem den Eindruck, dass Sie an Burnout leiden? Wenn Sie unsicher sind, es genauer wissen wollen und Ihnen der Schritt zum Arzt oder Therapeuten noch zu groß ist, dann könnten Sie einen umfassenden und wissenschaftlich solide fundierten Test machen, der über das Internet zugänglich ist (Hamburger Burnout-Inventar, www.burnout-institut.eu; vom Gründer dieses Instituts, Matthias Burisch [2013], stammt auch das derzeit wohl beste und umfassendste deutschsprachige Buch zum Stand der Burnout-Forschung).

Bei leichteren Formen von Burnout stehen die Chancen gut, dass Sie sich mit Hilfe des vorliegenden Buches in ausreichendem Maß selbst helfen können. Zeigen sich aber schon die Symptome einer schwereren Depression oder Angststörung, die Ihr Alltags- und Berufsleben deutlich einschränken, dann sollten Sie unbedingt einen Fachmann hinzuziehen (einen Psychiater oder einen ärztlichen oder psychologischen Psychotherapeuten).

Ein Buch – was kann das schon helfen?

Was soll ich mit einem Buch? So fragen Sie sich jetzt vielleicht. Sie können sich nicht konzentrieren und sich nichts merken. Sie haben keine Zeit, keine Energie und keine Lust. Versuchen Sie es trotzdem! Ich verstehe schon – Sie wollen sich besser fühlen und brauchen Lösungen für Ihre speziellen Lebensprobleme. Aber gute Gefühle kann man eben nicht einfach so mit dem Willen herbeizwingen. Sie entstehen, wenn wir unser Verhalten ändern und positivere Erfahrungen machen. Und die wahre Lösung einer Vielzahl von speziellen äußeren Problemen liegt oft in wenigen grundsätzlichen inneren Entscheidungen. All das setzt Wissen, Verstehen und Veränderungen im Denken voraus. Und hierbei kann eben ein Buch tatsächlich hilfreich sein.
Ich verspreche Ihnen, möglichst einfach zu schreiben und auf Fachbegriffe und Fremdwörter weitestgehend zu verzichten. Versuchen Sie es also! Während Sie lesen, grübeln Sie nicht. Grübeln kostet Sie mehr Energie als Lesen und bringt Ihnen deutlich weniger! Sie können das Lesen durchaus auch als ein Training für Konzentration und Gedächtnis auffassen. Aber setzen Sie sich nicht unter Druck. Machen Sie sich eher Zeit- als Seiten-Vorgaben: jeden Tag zum Beispiel 15 Minuten lesen, dann zweimal 20 Minuten und so weiter. Wie viele Seiten Sie da jeweils schaffen, ist egal. Versuchen Sie, entspannt zu bleiben. Wenn Sie abgeschweift sind, fangen Sie gelassen noch mal von vorne an. Machen Sie Unterstreichungen, Anmerkungen, oder schreiben Sie sich Wichtiges heraus. Wiederholen Sie das dann in regelmäßigen Abständen. Sie werden merken, dass Sie immer öfter und immer län-

ger vom Text »eingefangen« werden. Dann sind Sie voll bei der Sache und vergessen die Zeit, sich selbst und Ihre Probleme.

Diese Zustände sind sehr wohltuend (wir werden sie später als »Flow« bezeichnen). Ihre Psyche beginnt dann schon ein wenig aufzutanken. Auf diese Weise können Sie sich gewissermaßen in eine positivere Stimmung »hineinhandeln«. Wenn man ausgebrannt oder depressiv ist, kann man oft lange warten, bis man in der richtigen Stimmung zum Lesen oder Joggen ist. Da bleibt einem oft erst einmal nichts anderes übrig, als die letzten Willenskräfte zu mobilisieren, um ein stimmungsverbesserndes Handeln in Gang zu bringen. Wenn man dabei geduldig und geschickt vorgeht, gewinnt man am Ende mehr Energie, als man hineinsteckt.

Freilich – durchgreifende und lang anhaltende Verbesserungen Ihrer Gefühlslage werden sich wahrscheinlich erst ergeben, wenn Sie Veränderungen an Ihrer Lebens- und Arbeitssituation vorgenommen haben. Aber auch vorher können Wissen und Verstehen allein schon eine deutliche Besserung bringen. Verstehen gibt inneren Halt und beruhigt. Das Erkennen von Handlungsmöglichkeiten stärkt die Zuversicht. Stellen Sie sich vor, Sie hätten sich in einer bitterkalten Winternacht in einem Schneesturm verlaufen. Sie sind auf die Eisfläche eines großen zugefrorenen Sees geraten, und der schneidend kalte Sturm schiebt Sie nur so über das Eis. Sie sehen die eigene Hand vor Augen nicht, und Panik erfasst Sie: »Hoffentlich breche ich nicht irgendwo ein – dann wär's aus!« Doch plötzlich bekommen Sie ein Seil zu greifen, das über den See gespannt ist, offenbar als Leit- und Halteseil für eine Seeüberquerung. Jetzt haben Sie Halt und Orientierung. Sie denken an Ihre Familie, nehmen alle Kraft zusammen und

ziehen sich an dem Seil voran. An den bedrohlichen und schmerzlichen äußeren Umständen hat sich nichts geändert: Der Wind ist noch ebenso stark und schneidend kalt. Es ist Nacht und Sie wissen nicht, wie weit es noch bis zur nächsten schützenden Unterkunft ist. Dennoch hat sich Ihre Gefühlslage schnell und dramatisch verändert: Verzweiflung hat sich in Glück und Zuversicht verwandelt. Und bewirkt wurde dies fast nur durch Wissen und Deutung in Bezug auf die Situation: Dieses Seil zeigt mir, wo es langgeht!
Und so ist es oft im Leben. Schmerzliche Anstrengung, Not und Entbehrungen, Rückschläge und Niederlagen – all das werden wir nicht vollständig aus der Welt schaffen können. Und das ist auch gar nicht nötig. Solange »die Moral« aufrecht bleibt, können Menschen ein unglaubliches Maß an Beschwernissen ertragen und sich dabei sogar glücklich fühlen. Die Geschichte kennt ungezählte Beispiele. Entscheidend ist, dass die Welt und unser Leben und Leiden darin für uns erklärbar und verstehbar bleiben, dass wir sinnvolle und begeisternde Ziele für uns finden und Handlungsmöglichkeiten erkennen, die uns diesen Zielen näher bringen.
Hierbei möchte Ihnen das vorliegende Buch helfen. Versuchen Sie, es als das Halteseil zu nehmen, das Sie durch die Eiswüste Ihrer Erschöpfungsdepression führen will.
– Aber woher kommt eigentlich die Erschöpfung?

Die Stressreaktion

Denken Sie einmal an einen Urlaubs- oder Wochenendtag, an dem Sie sich pudelwohl gefühlt haben. Wahrscheinlich waren Sie in der überwiegenden Zeit des Tages irgendwie aktiv: Sie haben Zeitung gelesen, ferngesehen, mit Ihrem Partner oder Freunden Gespräche geführt, vielleicht waren Sie sogar wandern oder haben intensiv Sport getrieben. Und auch in Pausen der Muße oder des Wartens waren Sie aktiv: Sie haben Selbstgespräche geführt – fast alle Menschen reden ständig innerlich mit sich selbst, das ist normal –, Sie haben sich erinnert oder in die Zukunft geträumt. Ihr Gehirn stand niemals still (nicht einmal im Schlaf steht es still – Träumen ist ein sehr aktiver Prozess). Und dennoch haben Sie sich am Ende solcher Tage nicht erschöpft, sondern energetisiert gefühlt. Obwohl Sie aktiv waren, haben Sie offenbar unter dem Strich nicht Energie verbraucht, sondern sogar welche gewonnen! Irgendwie und irgendwo haben Sie offenbar Energie aufgetankt. Ihr Energietank hat sich nicht geleert, er hat sich gefüllt.

Und wie ist es nun an den schlimmen Tagen im Büro oder in der Firma? An den Tagen, die Sie so schlauchen? Was ist der Unterschied? Rein äußerlich betrachtet, gibt es eigentlich kaum einen Unterschied. Körperlich sind Sie vielleicht sogar weniger aktiv. Und das Gehirn arbeitet ununterbrochen, aber das tut es ja sowieso. Wieso verlieren Sie an diesen Tagen Energie? Wieso leert sich der Energietank? Entweder verbrauchen Sie doch irgendwie mehr Energie – obwohl äußerlich nicht zu erkennen ist, wodurch. Oder Sie tanken nicht nach. Oder beides. Was, in Teufels Namen, ist da los? Nun, an freien Tagen und im

Urlaub lassen Sie sich innengesteuert und in Freiheit treiben. Dabei suchen Sie instinktiv äußere und innere Tankstellen auf. Was das für Tankstellen sind, besprechen wir noch. Weil es kaum äußere oder innere Widerstände gibt, verbrauchen Sie kaum Energie, tanken aber ständig nach – so füllt sich Ihr Energietank.
Ganz anders ist das an den Stresstagen im Betrieb. Stresstage – was ist eigentlich Stress? Stress ist eine Reaktion von Körper und Psyche auf Gefahren und Widerstände, die sich uns und unserem Handeln entgegenstellen. Allerdings sind die Funktionen von Körper und Psyche in der Evolution durch Anpassung geformt worden, und zwar schon bei unseren Affenvorfahren und in der Steinzeit. Alle Widerstände, die es damals gab, waren reale äußere Widrigkeiten: ein gefährliches Raubtier erschlagen oder vor ihm flüchten, in der Gruppe um die Position des Anführers kämpfen, bei Überschwemmung das Hab und Gut beisammenhalten. Zur Bewältigung dieser und anderer Widrigkeiten braucht es vor allem eines: Muskelkraft. Man muss kämpfen oder flüchten. Entsprechend aktiviert und energetisiert die Stressreaktion vor allem den Körper: Herzschlag und Atmung beschleunigen sich, Blutdruck und Muskelspannung steigen, Gefühle wie Ärger, Wut oder Angst nehmen einen in den Griff, im Tunnelblick verengt sich die Wahrnehmung auf das Gefahrenmoment (siehe Info-Box 2).

Wieso haben Sie dann eigentlich in der Firma Stress, fragen Sie sich jetzt mit Recht. Wann müssen Sie schon mal einen herabgestürzten Dachbalken wegräumen, einen Einbrecher verjagen oder vor Ihrem Chef fliehen, weil der sich anschickt, Sie mit einem Baseballschläger zu traktieren. Äußere Widerstände haben Sie ja kaum. Nun – die

INFO-BOX 2

Akute Stressreaktion

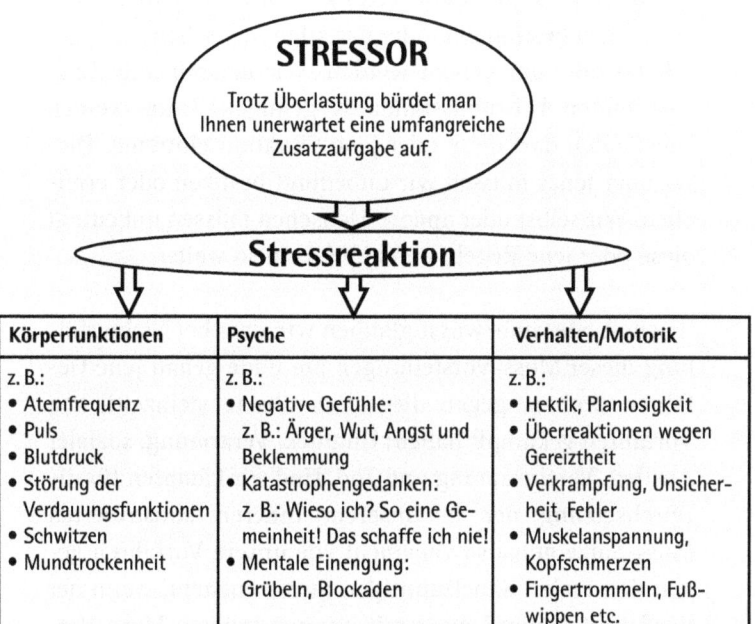

Widerstände haben sich nach innen verlagert. Auf dem Weg vom Menschenaffen zum Menschen wurden die Sprache und das begriffliche Denken erfunden. Im Gegensatz zu Affen und Steinzeitmenschen verfügen wir modernen Menschen über sehr komplexe Innenwelten. Sie sind aufgebaut aus Begriffen und damit verbundenen inneren Bildern und Vorstellungen. Diese können Erinnerungen betreffen, Vorgänge in der Gegenwart oder Zukunftsphantasien. Teil dieser Innenwelten sind Muss-Vorstellungen: Wir sind sicher, dass bestimmte Dinge unbedingt in einer ganz bestimmten Weise sein oder sich verhalten müssen – uunbeeedingt! Wir müssen unbedingt von einem bestimmten oder gar allen Menschen hoch geschätzt oder gar geliebt werden. Wir müssen unbedingt bestimmten Leistungsstandards genügen. Unter keinen Umständen darf diese oder jene Situation eintreten. Dieses oder jenes müssen wir unbedingt besitzen oder erreichen. Wir selbst oder andere Menschen müssen unbedingt diese oder jene Regeln einhalten. Und so weiter.

Bewusst oder unbewusst glauben wir, dass bei Nichterfüllung dieser Muss-Vorstellungen am Ende genau jene Gefahren drohen, gegen die schon unsere steinzeitlichen Vorfahren gekämpft haben: Unglück, Verarmung, sozialer Abstieg, Vereinsamung und Tod. Und wir kämpfen für die Durchsetzung der in unserem Inneren konstruierten Muss-Sätze genauso vehement wie unsere Vorfahren gegen den realen Säbelzahntiger. Stress entsteht, wenn der Lauf des äußeren Lebens mit unseren inneren Muss-Vorstellungen kollidiert. Von außen betrachtet, mag sich ein Stresstag im Job gar nicht so sehr von einem Urlaubstag unterscheiden.
Aber wir lassen uns eben nicht in innerer Freiheit treiben, sondern zwängen uns durch die immer enger werdenden Gassen zwischen äußeren Anforderungen und inneren Muss-Barrikaden. Und diese inneren Widerstände lösen die gleiche Stressreaktion aus wie bei unseren Vorfahren die Konfrontation mit äußeren Widerständen. Unsere Vorfahren hatten Stress, wenn sie selbst real bedroht waren. Wir haben den gleichen Stress, wenn unsere Muss-Vorstellungen bedroht werden. Wenn der Hordenführer in der Steinzeit einen Rivalen angriff, konnte das schon mal tödlich ausgehen. Wenn Ihr Chef Sie anbrüllt, sind Sie

nicht real bedroht. Sie könnten ihm den Mittelfinger zeigen, auf dem Absatz kehrtmachen und nach Hause schlendern. Was Sie hindert, ist: Ich muss meinen Job unbedingt behalten.

Und nun entstehen zwei Probleme: Zum einen sind wir sehr kreativ und produktiv beim Erfinden immer neuer Muss-Vorstellungen. Es gibt unendlich mehr Muss-Vorstellungen in Menschenköpfen als reale äußere Gefahren. Wird eine kritische Grenze überschritten, können sie zu Ober-Muss-Vorstellungen verschmelzen: »Das muss alles schneller gehen! Alles viel, viel schneller!« Nun kann es geschehen, dass sich Menschen von früh bis spät selbst unter Druck setzen, auch wenn ihre äußere Lebenssituation eigentlich sehr komfortabel und entspannt ist. Kommt aber nun noch hinzu, dass die Lebenssituation objektiv belastender wird, geraten immer mehr Menschen unter Dauerstress.

Das zweite Problem ist: Die Stressreaktion setzt Energie für körperliche Anstrengungen frei und blockiert höhere geistige Funktionen (die Aktivität des Gehirns wird gewissermaßen aus den höheren Bereichen abgezogen und in die primitiven Zentren von Kampf oder Flucht umgelenkt). Wir werden hektisch und verkrampft, bekommen einen Tunnelblick und können so die geistigen Probleme noch viel weniger lösen, die der Durchsetzung unserer Muss-Vorstellungen im Wege stehen. Unsere Vorfahren kamen unter Stress nur in Situationen realer äußerer Gefahr, die dabei mobilisierte Körperenergie wurde durch Kampf oder Flucht auf natürliche Weise abgebaut, und es folgten Phasen der Entspannung. Wir aber kämpfen oder flüchten nicht mehr. Im Gegenteil: Wir müssen unseren ausbrechenden Bewegungsdrang bremsen. Die durch Dauerstress freigesetzte Energie staut sich gewissermaßen im Körper, was zu Schädigungen und Stresserkrankungen führt (siehe Info-Box 3: Dauerstress und Stressfolgeerkrankungen).

Vielleicht haben Sie ein Navigationssystem in Ihrem Auto. Man kann das auch wie eine Landkarte nutzen, erst einmal nur um zu gucken und sich zu orientieren. Dazu kann man den Kartenausschnitt per Touchscreen oder mit einem entsprechenden Button einfach in die gewünschte Richtung weiterscrollen. Stellen Sie sich vor, Ihr Auto versteht das nicht. Es denkt, dass es überall sofort mit Vollgas hinfahren soll, wo Sie nur mal hinscrollen. Immer wenn Sie die Karte auf dem Bildschirm weiterschieben, heult der Motor voll auf, und Sie müssen sich auf die Bremse stellen. Das geht natürlich nicht lange gut. Das Auto geht kaputt, und der Tank leert sich. In ähnlicher Weise sind wir in virtuellen psychischen Gefahrenwelten unterwegs, auf die unser Körper mit kräftezehrenden realen Kampf- oder Fluchtimpulsen reagiert, die wir ausbremsen müssen, was noch mal zusätzliche Energie kostet.

Dauerstress und Stressfolgeerkrankungen

Sofern es nach kurzen Phasen auch sehr starken akuten Stresses ausreichende Erholungspausen gibt, entsteht kein Schaden an Psyche und Körper. So war es bei unseren Vorfahren unter natürlichen Lebensbedingungen. Moderne Menschen unter den Bedingungen der »Leistungsgesellschaft« sind dagegen leider oft dauerhaftem Stress ausgesetzt ohne ausreichende Erholungsphasen. Auf längere Sicht kommt es dann zu folgender Eskalation von Störungen und Erkrankungen:

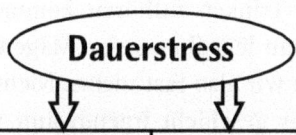

Psychische und funktionelle Störungen:	Körperliche Erkrankungen:
z. B.: • Gereiztheit/Aggressivität • Verspannungen • Kopfschmerzen, Rückenschmerzen • Bluthochdruck/Herzklopfen/Schwitzen • Schlafstörungen • Gedächtnis- und Konzentrationsstörungen • Gesundheitliches Risikoverhalten (Frustessen, Missbrauch von Genussgiften oder Tabletten, Bewegungsmangel) • Erschöpfung/Burnout/Angststörung	z. B.: • Metabolisches Syndrom: Übergewicht, Gicht, Zuckerkrankheit, Fettstoffwechselstörung • Arteriosklerose und Folgen: Herzinfarkt, Schlaganfall • Gehäufte Infekte • Schwere Depressionen

Muss-Vorstellungen

Was hat es mit diesen Muss-Vorstellungen auf sich? Sind die alle völlig unsinnig? Nun, ein paar wenige reale Muss-Vorstellungen gibt es tatsächlich, die sich aus absoluten Bedürfnissen unseres Körpers ergeben: Wir müssen es ausreichend warm haben, wir müssen atmen und uns ernähren. Freilich: Genau betrachtet, gilt selbst das in einem Land wie Deutschland nicht absolut: Wenn Sie mit dem Essen oder Trinken aufhören, kommen Sie ins Krankenhaus und man legt Ihnen eine Magensonde. Wirklich müssen müssen wir also fast nichts. Nicht einmal sterben müssen wir, das geschieht irgendwann von ganz allein (und was Sterben letztendlich bedeutet, weiß niemand, vielleicht geht einfach nur das Licht aus, vielleicht erwachen wir aber auch in eine andere Welt hinein wie aus einem Traum).
Hinter anderen Muss-Vorstellungen stehen berechtigte Wünsche, die auf relative, aber doch reale Bedürfnisse unseres Körpers oder unserer Psyche zurückgehen: Ich muss einen Partner haben, ich muss Kinder haben, ich darf bei der Arbeit nicht gestört werden, meine Kollegen müssen mich fair und freundschaftlich behandeln etc. Nun, es wäre gut und richtig, wenn all das gegeben wäre. Aber es muss nicht sein. Wenn nicht, könnten wir es ausgleichen: Man kann als Single glücklich werden, kann Belastungen bei der Arbeit durch Stressmanagement und faszinierende Freizeitaktivitäten aufwiegen etc. Was aus dem Wunsch ein Muss macht, ist die idealisierende und verabsolutierende Wirkung unseres Denkens. Die Erzeugung perfekter Ordnungen ist ja geradezu Wesen und Aufgabe des Denkens. Das Absolute und Ideale findet

man nur im menschlichen Denken, nicht in der Realität. Eine wirklich perfekte Gerade gibt es wohl als mathematische Idee, nicht aber als Gegenstand in der realen Welt. Und so, wie wir das eingedellte Wagenrad im Geiste zum absoluten Kreis machen, so steigern wir auch unsere Wunschbilder zu absoluten und idealisierten Muss-Vorstellungen.

Aber es kommt noch besser: Viele weitere Muss-Vorstellungen lösen sich völlig von der Realität und den wirklichen Bedürfnissen von Körper oder Psyche. Sie sind reine Erfindungen des Geistes, freischwebende Produkte unserer Denkwelten. Als solche aber gewinnen sie durchaus große Macht: Sie wirken als sogenannte selbsterfüllende Prophezeiungen. Bekannt geworden ist der folgende Fall aus Kalifornien: Ein Arbeiter wurde beauftragt, Fracht in einem Kühlcontainer zu kontrollieren. Plötzlich schlossen sich, wie und warum auch immer, die Türen. Er war gefangen. Am Schichtende fand man ihn tot im Container. An den Wänden stand: »Niemand hat meine Hilferufe gehört. Meine Hände und Füße werden immer kälter. Ich weiß nicht, wie lange ich das noch aushalte.« Der arme Mann wusste offenbar nicht, dass das Kühlaggregat ausgefallen war. Es war für das biologische Überleben warm genug, und Sauerstoff gab es auch genügend. Was den Arbeiter getötet hat, war offenbar allein die folgende Muss-Vorstellung: »In einem Gefrierraum kann man nur wenige Stunden überleben. Ich muss unbedingt schnell hier raus, sonst erfriere ich!« Wenn eine psychische Überzeugung sehr stark ist, kann sie offenbar die stärksten Wirkungen auch auf den Körper ausüben.

Wenn wir also etwas als Muss definieren, dann wird es in unserer Wirklichkeit tatsächlich zu einem Muss. Und in weniger drastischen Situationen passiert das vielen Menschen alle Tage: »Ich muss unbedingt jeden Tag drei Liter trinken (sonst bekomme ich Kopfschmerzen). Ich darf nicht in der Nähe eines Mobilfunk-Mastes wohnen (sonst werde ich krank). Mein Bett darf nicht über einer Wasserader stehen (sonst kann ich nicht mehr schlafen). Ich muss unbedingt eine halbe Million Euro im Jahr machen (sonst lachen mich alle aus). Mein Mann muss Sternbild Wassermann sein (sonst hat die Ehe keine Chance).« Und all das ist natürlich objektiv gesehen Unsinn. Es wird nur dann Realität, wenn ich daran glaube.

Das Eigenleben unseres Geistes hat in Wechselwirkung mit der uns umgebenden Kultur- und Medienwelt die Tendenz, unaufhörlich neue Muss-Vorstellungen zu produzieren. In welcher Richtung dies geschieht, hat natürlich auch viel mit etwaigen Eigenarten der Persönlichkeit zu tun (die teils angeboren und teils erziehungsbedingt sind). Gehen diese in Richtung Perfektionismus, müssen viele Dinge absolut perfekt sein. Bei Narzissten müssen viele Dinge so laufen, dass es ihnen Bewunderung bei anderen einbringt. Haben wir es mit einem Helfer-Syndrom zu tun, müssen die Wünsche und Erwartungen aller anderen immer vollauf befriedigt werden.

Im Extremfall kann sich das Muss sogar derart verselbständigen, dass es das ganze Leben dominiert. An einer sogenannten Zwangserkrankung leidende Menschen haben das Gefühl, sich 20-mal am Tag die Hände waschen zu müssen, vor dem Fortgehen 5-mal alle Wasserhähne und Schlösser kontrollieren zu müssen, alle Bleistifte auf dem Schreibtisch absolut parallel anordnen zu müssen etc. Sollten Sie nicht wissen, was hier gemeint ist, dann sehen Sie sich einmal ein paar Folgen der Detektivserie »Monk« an. Zugleich wäre das ein Beitrag zur Verbesserung Ihrer Stimmung.

Grundprobleme und Eskalationsprobleme

Oben haben wir gesagt, ein Burnout-Syndrom entstehe, wenn der Anforderungsdruck die Bewältigungskompetenzen eines Menschen überschreitet. Jetzt können wir das noch ein wenig genauer formulieren. Wenn man auf eine »Lebensschiene« gerät, in der äußere und innere Zwänge immer heftiger gegeneinanderlaufen, dann nehmen innere Reibung und innerer Druck immer mehr zu. Durch diesen Dauerstress wird zu viel Energie verbraucht, die Energietanks leeren sich, und es entsteht eine Erschöpfungsdepression. Hieran sind drei Teilmomente beteiligt:

- Die äußeren Lebensumstände vor allem im beruflichen Bereich verändern sich so ungünstig, dass die berechtigten Wünsche und Bedürfnisse von Körper und Psyche immer mehr frustriert werden: Zunahme des Arbeitsdrucks, fehlende Anerkennung, Informationsüberflutung, Beschleunigung, Kontrollverlust – um nur einige wichtige Stichworte zu wiederholen.
- Es mangelt an den notwendigen Kompetenzen, die berechtigten Muss-Vorstellungen gegenüber diesen Lebensumständen durchzusetzen: Neinsagen, selbstsicheres Auftreten, Zeitmanagement etc. Immer weniger ergibt sich die Gelegenheit zum Auftanken, um die psychischen und körperlichen Energietanks wieder zu füllen.
- Der Geist produziert eine Fülle unsinniger Muss-Vorstellungen, die den inneren Druck unnötig steigern und die Erschöpfung beschleunigen. Dabei können leicht sogenannte Teufelskreise in Gang kommen, die zur

inneren Explosion führen – wir gehen gleich darauf ein. Hier fehlt es an grundlegenden Fähigkeiten für den Umgang mit sich selbst. Kein Wunder – uns wird das ja nirgendwo systematisch beigebracht.

Es macht Sinn, zwischen Grundproblemen und Eskalationsproblemen zu unterscheiden. *Grundprobleme* sind alle längerfristigen Weichenstellungen in Ihrem Leben, die unter Beteiligung der genannten drei Faktoren zur allmählichen Entleerung Ihrer Energietanks führen. Beispiele: das Annehmen einer zusätzlichen Funktion im Betrieb, das Akzeptieren der Beförderung auf eine Position, für die man nicht geeignet ist, das allmähliche Zulassen immer längerer Arbeitszeiten, das Aufgeben von Hobbys und Freundschaften, das Verleugnen wichtiger Konflikte und Probleme, das Unterlassen von Bemühungen, sich persönlich weiterzuentwickeln, wichtige Kompetenzen zu erwerben oder sich neue und vielleicht passendere Arbeitsgebiete, Freunde oder sonstige Lebensumstände zu suchen.
Bleiben diese Grundprobleme unerkannt und ungelöst, leert sich der Energietank allmählich bis zu einem kritischen Punkt. Oft wird dieser kritische Punkt aber auch durch das »Einschlagen« schlimmer Ereignisse erreicht: eine körperliche Erkrankung, ein gescheitertes Projekt, Auszug des Lebenspartners etc. Dann beginnt die Eskalation, und man steigert sich in Verzweiflung hinein. Aus diesen gewissermaßen selbstgemachten Eskalationsproblemen kann man relativ schnell aussteigen – das ist unser nächstes Thema. Danach geht es um das Auftanken, und dann steht die Lösung der Grundprobleme an: sich einen neuen Job suchen, systematisch bestimmte Kompetenzen entwickeln oder gar in einem ganzheitlicheren Sinne den inneren Weg persönlicher Meisterschaft gehen, Dinge dieser Art.

Nun zu den *Eskalationsproblemen:* Es war an einem schon leidlich warmen Nachmittag Anfang Mai. Ich hatte mich mit einem Freund zum Joggen verabredet. Wir liefen immer eine ca. 8 km lange große Runde, und oft nahm er seinen Hund mit. Schon als wir losliefen, wirkte er etwas hektisch und genervt. Als dann kurz hinter der Kehre ein ziemlich starker Regen aus dem Himmel brach, fing er an, sich richtig zu ärgern: »Auch das noch! Heute bleibt mir auch gar nichts erspart!« Und in diesem Tenor ging es noch ein paar Minuten weiter. Er steigerte sich richtig in den Ärger hinein. Kurz befürchtete ich, dass er seine vollgetropfte Brille auf den Boden werfen will, um darauf herumzutrampeln. Aber dann ließ er sie gottlob nur in der Anoraktasche verschwinden. Auch in mir war kurz Ärger aufgestiegen. Wir alle haben wohl die Muss-Vorstellung im Kopf: Regen ist unangenehm. Wenn ich keinen Schirm dabeihabe, darf es nicht regnen. Aber es war mir zur Gewohnheit, zum inneren Reflex geworden, bei Anspannung und Ärger möglichst sofort innerlich einen Schritt zurückzutreten, um bewusst mit dem Ärger umzugehen. Ich hatte den Ehrgeiz entwickelt, mich in meinem Wohlbefinden durch äußere Umstände, die unwichtig oder unveränderlich sind, nicht mehr stören zu lassen. Ich machte mir klar, dass die Sachen eh feuchtgeschwitzt waren und ich ohnehin gleich unter die Dusche gehen würde. Es gab also gar kein reales Problem. Und dann kam mein Blick auf den Hund: Der tollte nur noch wilder durch die Gegend und schien den Regen regelrecht zu genießen. Ja, dachte ich, recht hat er! Das Duschen genießt man doch auch. Ich versuchte, das Denken aus dem Kopf zu bekommen, indem ich mich vollständig auf die Körperempfindungen konzentrierte: die Wahrnehmung der rhythmischen Bewegung, des rhythmischen Atems, das erfrischende Nass im Gesicht.

Was hier noch einmal deutlich wird und ja auch zuvor an verschiedenen Stellen schon angeklungen ist: Mit Eskalation ist dieses »Sich-Hineinsteigern« in Ärger, Angst oder gar Verzweiflung gemeint. Tieren kann das nicht passieren, wie man am Hund meines Freundes sieht: Sie sind mit dem Fokus ihrer Aufmerksamkeit überwiegend bei äußeren Wahrnehmungen und haben nur dann negative Gefühle, wenn dort reale Bedrohungen auftauchen. Tiere sind immer bei sich, in ihrer Mitte, sie sind immer ganz sie selbst. Es gibt ja schließlich nur diese Mitte, dieses Selbst. Auch bei kleinen Kindern ist das noch ganz überwiegend so. Mit dem Älterwerden beginnen sich die Dinge dann zu verschieben: Über dem Selbst geht gewissermaßen »der Spiegel des Bewusstseins« auf. In Verbindung mit dem begrifflichen Denken wächst nun langsam das reflektierende Ich. Dieses Ich ist zur Selbst-Bespiegelung fähig: Es kann den Blick nach innen wenden und Körperempfindungen, Gefühle und sogar die eigenen Denkprozesse beobachten. Und dann muss es versuchen, das Beobachtete zu interpretieren und mit den zur Verfügung stehenden Begriffen bestmöglich zu erfassen (wie gut das gelingt, hängt natürlich vom individuellen und historisch möglichen Stand der Erkenntnis ab).

Wer sich mit diesen Dingen etwas genauer beschäftigt, erkennt, dass das eine unglaublich komplizierte Aufgabe ist, mit sehr vielen Fallen und Fußangeln. Eine davon hatten wir ja schon besprochen: die zuspitzende Wirkung des begrifflichen Denkens. Hieraus gehen verabsolutierende Muss-Vorstellungen als innere Druckmacher hervor. Ein weiteres Riesenproblem hängt mit dem Stichwort Teufelskreis zusammen, das ja auch schon gefallen ist. Spiegel sind etwas Faszinierendes – einerseits. Andererseits können sie auch sehr gefährlich und tückisch sein.

Begriffe wie Spiegelkabinett, Luftspiegelung oder Zerrspiegel zeugen davon. Wissen Sie eigentlich, wie Laserlicht entsteht? Vereinfacht gesagt, besteht normales Licht aus einem Gemisch unterschiedlicher Lichtwellen, die chaotisch durcheinanderwirbeln. Der Laser ist nun aus zwei gegenüberliegenden Spiegeln aufgebaut, zwischen denen zunächst normales Licht hin- und hergeworfen wird. Und so, wie man beim gemeinsamen Wandern oft die Tendenz hat, in Gleichschritt zu verfallen, so nehmen sich die Lichtwellen wechselseitig mit, und immer mehr von ihnen beginnen, im Gleichtakt zu schwingen. Und nun schaukelt sich das Ganze auf: Je mehr Lichtwellen im Gleichtakt schwingen, desto stärker wird der Mitnahmeeffekt, desto mehr Lichtwellen werden eingefangen, der Mitnahmeeffekt wird noch stärker und so weiter. Am Schluss verschmelzen mit explosionsartiger Wucht alle Lichtwellen zu einer einzigen Lichtwelle, die nun mit extremer Fokussiertheit und Intensität aus dem Laser hervorbricht. Dieses kohärente Laserlicht reicht kilometerweit, und man kann Stahl mit ihm schneiden. Was hier abläuft, heißt technisch »positive Rückkopplung«. Hierbei geraten Momente in Wechselwirkung miteinander, die sich wechselseitig verstärken. Das ist fast immer mit schwer kontrollierbaren Aufschaukelungen und potenziell zerstörerischen Energieausbrüchen verbunden. Beim Laser wird dies gewünscht und genutzt, zumeist aber sind positive Rückkopplungen unerwünscht und gefürchtet. Bekannter und in der Technik viel häufiger genutzt ist das Prinzip der »negativen Rückkopplung«. Dabei begrenzt ein Moment das andere, so dass eine stabile Regulierung entsteht. Sie kennen das von Ihrer Heizung: Wenn die Temperatur fällt, wird die Heizleistung heraufgefahren, wenn sie steigt, dagegen verringert. Ähnlich funktioniert das zum Beispiel bei der Regulierung Ihrer Blutdruck- und Blutzuckerwerte. Würde ein inkompetenter Heizungstechniker den Regler falsch herum polen, so dass bei steigender Temperatur der Brenner noch mehr angefeuert wird, hätten wir wieder die ungute positive Rückkopplung. Die Heizung würde ununterbrochen auf maximaler Leistung feuern, und Sie könnten bald auf Ihrem Schreibtisch Pizza backen.

Überall in Natur und Technik, wo Systeme aus sehr vielen Komponenten bestehen, zwischen denen es gewünschte und ungeplante Wechselwirkungen gibt, besteht die Gefahr, dass sich solche positiven Rückkopplungen bilden. Unser Gehirn ist ein Paradebeispiel dafür. Es besteht aus mehr als 100 Milliarden Nervenzellen, und jede von ihnen hat Kontakt zu 1000 anderen Zellen. Da kommt es leider oft zu unguten Aufschaukelungsprozessen, die wir auf der psychischen Ebene als Teufelskreise erleben. Diese vielfältigen Teufelskreise spielen bei psychischen Problemen eine ganz zentrale Rolle. Falsche Muss-Vorstellungen und Teufelskreise sind sicher für gut zwei Drittel allen psychischen Leids verantwortlich. Die gute Nachricht ist: Wir können diese Mechanismen verstehen und, wo nicht in den Griff bekommen, sie doch zumindest eingrenzen.

Eskalation durch Teufelskreise

Teufelskreis »negative Gedanken/negative Gefühle«
Am eskalierenden Ärger meines Jogging-Freundes war neben den genannten Muss-Vorstellungen auch die teufelskreisartige wechselweise Steigerung von negativen Gedanken und negativen Gefühlen entscheidend beteiligt. Negative Gedanken erzeugen negative Gefühle. Negative Gefühle machen Stress, halten im Tunnelblick die negativen Gedanken fest und fördern neue negative Gedanken.
Weitere Beispiele für wichtige Teufelskreismechanismen bei psychischen Problemen:

Teufelskreis »Angst vor der Angst«
Hier werden körperliche Empfindungen ängstlich beobachtet und bekämpft: Wenn wir genau hinschauen, dann hält unser Körper eine Menge Überraschungen für uns bereit. Viele Empfindungen und kleine Unregelmäßigkeiten sind normal, andere sind harmlos und gehen bald wieder weg, ganz von alleine. Gesunde Menschen, so haben Studien gezeigt, haben an ca. 80 Tagen im Jahr kleinere Missbefindlichkeiten wie Kopf- oder Rückenschmerzen, Darmgrummeln oder Herzstolpern. Bei Maschinen und technischen Apparaten ist es meist so: Sie funktionieren entweder nahezu perfekt oder gar nicht. Bei biologischen Organismen ist das ganz anders: Alle Funktionen schwanken in weiten Bereichen um die Optimalwerte herum. Leichte Störungen sind eher die Regel als die Aus-

nahme und regulieren sich irgendwann wieder von ganz allein.

Natürlich ist man unsicher, wenn man irgendeine komische Empfindung zum ersten Mal bemerkt. Woher soll man wissen, was normal ist und was gefährlich, wenn man nicht Medizin studiert hat – und glauben Sie mir, auch das hilft nicht immer. Und natürlich, wenn man erschöpft ist und sich nicht gut fühlt, dann fragt man sich schon mal, ob man krank ist. Genauer in sich hineinzuhorchen, um nach Krankheitszeichen zu suchen, wäre dann natürlich durchaus richtig. Doch wie gesagt, da wird man fast immer fündig, umso mehr im Dauerstress-Zustand, wo viele Körperfunktionen außer Rand und Band geraten. Und dann beginnt der Teufelskreis, denn: Was man anschaut, wird größer. Allein dass man anfängt, häufiger auf eine bestimmte Empfindung zu achten, erzeugt schon die Illusion, dass sie häufiger auftritt. Das macht Angst. Angst aber schärft alle Sinne, auch die inneren. In der Folge nimmt man die Beschwerden intensiver wahr. Im Erleben werden sie also häufiger und stärker. Das macht noch mehr Angst und so weiter. So können an sich harmlose Missbefindlichkeiten im Erleben einen sehr großen Raum gewinnen und sich »fixieren«. In besonders starkem Maße gilt das für Empfindungen und Körpervorgänge, die direkt durch die Angst selbst ausgelöst werden: Herzklopfen und Herzstolpern, Schwitzen, Zittern, Schwindel etc. Hier schließt sich der Teufelskreis »Angst vor der Angst«: Interpretiert man diese Empfindungen als gefährlich im Sinne einer schweren oder geheimnisvollen Erkrankung, dann befeuert sich die Angst im Kurzschluss aus sich selbst wie die umgepolte Heizung: Das Herzklopfen macht Angst, die Angst verstärkt das Herzklopfen und so weiter. Am Ende steht der Panikanfall (siehe Info-Box 1).

Teufelskreis der Vermeidung

Wenn man vor etwas Angst hat und der Begegnung damit ausweicht, dann wächst die Angst, und man wird die Konfrontation mit dem Angstauslöser noch stärker vermeiden. Die Katastrophenphantasien, was alles passieren könnte und wie schlimm eine solche Begegnung wäre, wuchern ungebremst und nehmen immer mehr Raum ein. Wer zum Beispiel wegen Panik bei Herzklopfen dämpfende Tabletten nimmt, fürchtet den Herzinfarkt, sobald der Puls auch nur über 100 pro Minute geht (was bei leichter Anstrengung völlig normal ist). Hinzu kommt, dass ja auch die Kompetenzen für den Umgang mit ängstigenden Situationen tatsächlich schwinden, je mehr Zeit vergeht. Deshalb müssen abgestürzte Piloten oder Reiter nach Möglichkeit noch am selben Tag wieder ins Flugzeug beziehungsweise aufs Pferd.

Teufelskreis der Selbstverunsicherung

Wenn Sie etwa Ihren Zeigefinger krümmen, dann können Sie diese Bewegung mit Ihrem bewussten Ich vollständig kontrollieren. Machen Sie aber einen Ski-Abfahrtslauf, dann muss das hochkomplexe Koordinationsmuster Ihrer Muskeln automatisiert ablaufen – Sie können mit Ihrem Bewusstsein nicht die fein aufeinander abgestimmte Bewegung Hunderter von Muskeln kontrollieren, und das noch in Sekundenbruchteilen. Dazu ist die Verarbeitungskapazität unseres Bewusstseins nicht groß genug. Wir können leider nur ein paar wenige Dinge bewusst steuern. Wenn Sie mitten auf der schwarzen Piste plötzlich das Gefühl haben, dass etwas nicht stimmt, und Sie Ihr Ich einschalten, um herauszufinden, wo es klemmt, kann es schon zu spät sein, weil Sie stürzen. Und genauso ist es bei Vorträgen, Bewerbungsgesprächen, bei Verhandlungen oder beim Small Talk auf einer Party. In komplexen Verhaltenssituationen sind wir nur dann flexibel und gut, wenn wir entspannt-intuitiv aus dem Bauch (beziehungsweise aus dem Selbst) heraus handeln und mit dem bewussten Ich nur die wichtigsten Eckpunkte des Geschehens unter Kontrolle halten (den Kurs beim Skifahren, die Reaktionen der Zuhörer, die Ziele beim Verhandeln).

Wenn Probleme auftreten, hat das Ich leider die Tendenz, sich ausbreiten zu wollen, um möglichst alles unter die bewusste Kontrolle zu bringen – und das geht eben regelmäßig schief. Wir werden langsamer und unflexibler, kurz, wir verkrampfen. Unser Verhalten wird nun noch weniger erfolgreich, und die Probleme wachsen. Der Ich-Druck steigt noch weiter, und wir blockieren womöglich vollständig. Die Folge ist eine sich ausbreitende Selbst-Verunsicherung: »Was ist denn jetzt los? Das hast du doch immer gekonnt!?« Vor dem nächsten Termin ist man schon leicht verunsichert: »Hoffentlich geht's nicht wieder schief.« Und das allein steigert natürlich die Chancen, dass es wirklich schiefgeht. Mit ein bisschen Pech versagt man dann tatsächlich, was die Selbstverunsicherung weiter verstärkt und womöglich zu Verunsicherung und Blockaden in immer mehr Verhaltensbereichen führt. Bei Angstpatienten kann es vorkommen, dass sie nicht mehr dazu in der Lage sind, in einem Restaurant oder auch nur im Speisesaal einer Klinik zu essen. Sie fürchten zu zittern. Und dann würde das Essen von der Gabel fallen oder der Kaffee verschüttet, und alle würden sie auslachen. Nun, die motorischen Fähigkeiten zum Essen sind natürlich im Selbst in vollem Umfang erhalten. Das Problem sind allein die selbsterfüllenden Prophezeiungen und die Teufelskreise der Selbstverunsicherung.

Hamsterrad-Teufelskreis

Vielleicht haben Sie schon einmal die Geschichte von dem Waldwanderer gehört, der einem armen, schwitzenden Holzfäller begegnet. Viele Bäume hat der schon gefällt, aber jetzt ist seine Säge offensichtlich stumpf. Er rackert sich zu Tode und kommt gar nicht mehr voran. »Entschuldigung – sagen Sie einmal, warum schärfen Sie nicht Ihre Säge?«, fragt der Wanderer. »Dazu hab ich keine Zeit«, keucht der Holzfäller mit letzten Kräften. »Ich muss heute noch unbedingt zehn Bäume fällen.« Diese Geschichte macht deutlich, was uns im Hamsterrad-Teufelskreis passiert: Ab einem bestimmten Grad des Drucks und der Erschöpfung bleiben wir in der Nahkampfperspektive gefangen und neigen dazu, nur noch gewohnte und gekonnte Automatismen abzuspulen. Das Reflexionssystem wird notabgeschaltet, und nur noch das Reflexsystem funktioniert weiter. Das liegt zum einen am stressbedingten Tunnelblick. Zum anderen: Jedes Auf-Abstand-Gehen, jeder Sprung auf den inneren Feldherrnhügel, jede Suche nach neuen Lösungen kostet Zeit und Zusatzenergie. Und beides sind wir mit fortschreitender Erschöpfung immer weniger in der Lage aufzubringen. Die Folgen sind fatal und kontraproduktiv: Wir verlieren den Überblick und kämpfen uns immer mehr an Nebenproblemen ab. Der reale Problemdruck wächst, wir strengen uns noch mehr an und erschöpfen uns weiter. Das verkrampfte Erzwingenwollen des Erfolges macht unser Verhalten immer starrer, energiezehrender und ineffektiver. Die Hyperaktivität führt zu Schlaflosigkeit – und nun geht es rasant bergab in einer sich selbst beschleunigenden Erschöpfungsspirale.

Inaktivitäts-Teufelskreis

Medèn ágan, so lautete eine Inschrift am Tempel des Orakels von Delphi: Nichts im Übermaß. Wenn man erschöpft ist, sollte man sich schonen und zurückziehen, so könnte man denken – das ist doch sonnenklar. Doch Vorsicht – im Übermaß birgt selbst das die Gefahr von Teufelskreisen. Oberflächlich betrachtet, könnte man denken, Aktivität kostet immer Energie. So muss man erst einmal Kraft aufbringen, um ein Streichholz anzuzünden. Wenn Sie das dann aber an ein Häufchen Schwarzpulver halten, bekommen Sie mehr Energie zurück. In ähnlicher Weise müssen Sie sich erst mal aufraffen, um einen Spaziergang zu machen oder Freunde zu treffen. Wenn es gut läuft, können Sie dabei aber auftanken und kehren energetisiert zurück. Wenn man sich total zurückzieht, schneidet man sich von allen Möglichkeiten des Auftankens ab. Außerdem hat man viel Zeit und Gelegenheit für eine ungesunde Selbst-Bespiegelung und das Sich-Hineinsteigern in Scheinbeschwerden und negative Grübelgedanken. Man schont sich, bleibt im Bett und hofft, dass das Besserung bringt. Aber das Gegenteil ist der Fall, man fühlt sich immer schlechter. Auch wenn ein Auto nur im Leerlauf läuft, ist irgendwann der Tank leer. Einen Rest von Sprit muss man nutzen, um zur nächsten Tankstelle zu fahren. Auch in der Depression geht es um ein geschicktes Wechselspiel von Schonung und energiespendender Aktivität.

Ich und Selbst

Und man könnte eine Fülle weiterer Teufelskreis-Mechanismen beschreiben, die bei der Eskalation psychischer Probleme eine zentrale Rolle spielen. Aus der Vernetzung solcher Teufelskreise entsteht die Erschöpfungsspirale des Burnout, aus der viele Betroffene von einem bestimmten Punkt an den Absprung nicht mehr schaffen (Tunnelblick, Gedankeneinengung, Verlust der Fähigkeit, sich zu distanzieren, zu priorisieren und Entscheidungen zu treffen, Verlust von Flexibilität und Kreativität).
Wichtige Aspekte des bisher Dargestellten werden in Abbildung 1 verdeutlicht. Vereinfacht gesagt, wird das Selbst von unseren angeborenen Potenzialen und den Kompetenzen gebildet, die wir so gut gelernt haben, dass sie weitgehend automatisiert ablaufen können. Das bewusste Ich dagegen umfasst die Funktionen Werten und Wollen. Unser Ich misst die Ist-Zustände an inneren Soll- oder gar Muss-Vorstellungen und unternimmt bewusste Willensanstrengungen, um das Ist dem Soll oder Muss anzugleichen. Im links gezeigten Zustand sind wir ganz Selbst. Das reflektierende Ich nimmt nur geringen Raum ein. Dies ist der Zustand, in dem Tiere und Kinder meistens sind. Er ist mit Entspanntheit und Auftanken verbunden. Entweder geben wir uns der Muße hin, oder wir handeln im Flow: Wir beherrschen die Dinge so gut, dass wir aus dem Bauch heraus handeln können, dennoch ist volle Konzentration gefordert, so dass wir uns selbst und die Zeit vergessen (und damit auch unsere realen oder vermeintlichen Probleme).
Treten dann im Handeln oder Erleben renitente Probleme auf oder produziere ich so viele Muss-Vorstellungen, dass sich kaum mehr etwas in meinem Leben meinen verque-

ren Erwartungen zu fügen vermag, dann besteht die Gefahr, dass mein Ich sich in der Rage des Erzwingen-Wollens oder in der Angst beginnt aufzublähen und die oben besprochenen Teufelskreise den inneren Druck so erhöhen, dass das Selbst gewissermaßen »abgedrückt« wird und immer weitergehend blockiert – siehe Abbildung 1 rechts. Weil aber das Ich viel begrenzter ist als das Selbst und zu einem bestimmten Zeitpunkt immer nur eine Sache ausführen kann, sinkt jetzt die Verhaltensleistung. Das »parallel verarbeitende« Selbst blockiert, und das »seriell verarbeitende« Ich kann den Leistungsabfall nicht ausgleichen. Das Ich bemerkt das, bläht sich in Panik noch mehr auf, und die Leistung sinkt noch weiter.

Das ist der Zustand, wie wir ihn in der Eskalationsphase eines Burnout kurz vor dem totalen Zusammenbruch vorfinden. Die Grundprobleme führen zu einer Erschöpfung des Selbst. Die Eskalation führt dann zur Explosion des Ich. Ausgelöst werden kann die Eskalation wie gesagt durch kritische Lebensereignisse. Aber auch dadurch, dass man beginnt, die eigene Erschöpfung als eigenständiges Problem wahrzunehmen. Vielleicht grübelt man und kann die Ursachen nicht verstehen. Vielleicht fällt einem keine Lösung ein. Oder man probiert die eine oder die andere Lösung aus, aber es bringt keine Besserung. Dann bricht die Moral zusammen, und die Eskalationsprobleme beginnen. Die Beschwerden, die man zuvor wochen- oder gar monatelang einigermaßen aushalten konnte, werden nun als unerträglich empfunden: »Es wird immer schlimmer. Ich komm da nicht mehr raus!«

Die Aufgabe der Selbstbehandlung und Therapie des Burnout ist es nun, aus dem Zustand rechts in Abbildung 1 wieder in den Zustand zurückzukommen, der in der linken

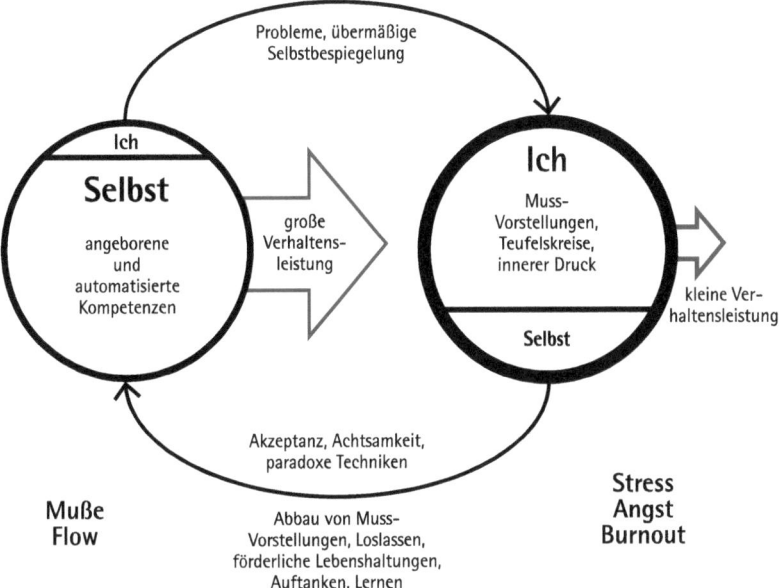

Abbildung 1

Hälfte gezeigt wird. Auch die prinzipiellen Wege sind erkennbar: Die Lösung der Eskalationsprobleme würde einer Entblähung des Ich entsprechen. Schlagworte für die hier wirksamen und gleich zu besprechenden Methoden wären: Akzeptanz, Loslassen, Achtsamkeit, Ersetzen der Muss-Vorstellungen durch förderliche Lebenshaltungen, paradoxe Techniken, Arbeit mit Worst-Case-Szenarios. Die Lösung der Grundprobleme entspricht einem längerfristigen systematischen Aufbau des Selbst durch Auftanken, Lernen und persönliches Wachstum. Wie Abbildung 2 zeigt, wird durch die in wenigen Wochen mögliche Ich-Entblähung zumeist wieder eine ausreichende Handlungsfähigkeit und Alltagstauglichkeit erreicht, was dann ein systematisches Lösen der Grundprobleme ermöglicht.

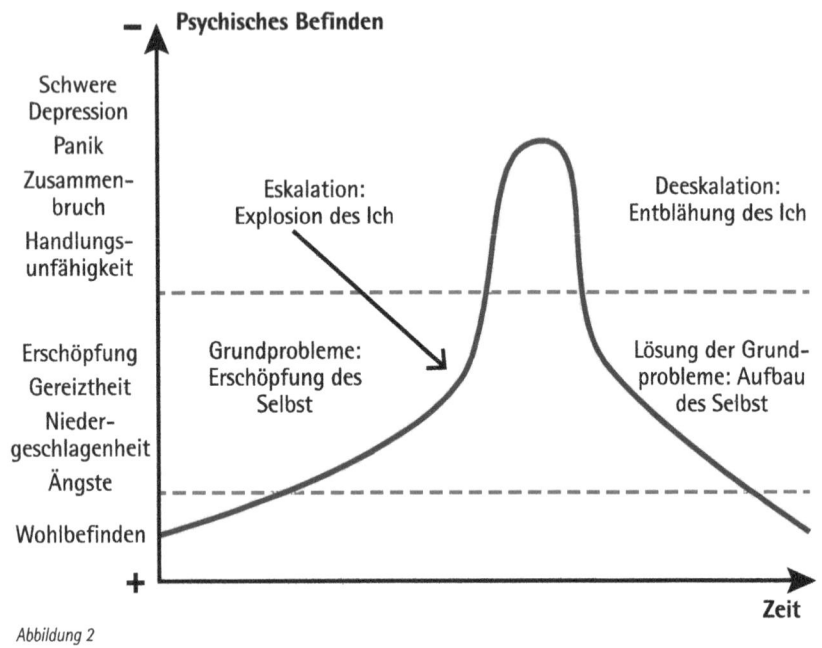

Abbildung 2

Aus der Eskalation aussteigen: Akzeptanz als erster Schritt

Haben Sie schon einmal eine sogenannte chinesische Fingerfessel gesehen? Oder waren gar darin gefangen? Hierbei handelt es sich um ein röhrenförmiges Bastgeflecht. Es ist leicht, seine Finger dort hineinzustecken, weil sich das Geflecht dabei zusammenschiebt und seinen Durchmesser vergrößert. Sobald Sie aber Ihre Finger wieder herausziehen wollen, passiert genau das Gegenteil: Die Röhre streckt und verengt sich. Schnell schneiden die Bastlagen so tief in Ihre Finger, dass Sie sie nicht mehr herausbekommen. Wenn Sie jetzt in Panik geraten, wäre das ganz schlecht: Denn in der Panik gibt es nur noch eines, das Ihnen bleibt: wie besinnungslos ziehen und zerren. Und nichts könnte sicherer dazu führen, dass die Falle absolut unentrinnbar wird.

Es gibt nur einen Weg heraus: ruhig bleiben, die Situation erst einmal akzeptieren und versuchen, die Mechanismen zu verstehen. Dann wird klar: Um sich zu befreien, müssen Sie paradox handeln! Sie müssen es über sich bringen, genau das Gegenteil von dem zu tun, was Sie eigentlich wollen. Sie müssen Ihre Instinkte überwinden und sich von der Vernunft leiten lassen. Sie müssen die Finger wieder hineinschieben. Dann lockert sich das Geflecht, und Sie können Ihre Finger herausdrehen, aber langsam und vorsichtig, unter Zügelung Ihrer Fluchtimpulse.

Dies ist eine schöne Metapher dafür, wie ein förderlicher Umgang mit den Beschwerden einer Erschöpfungsdepression aussieht. Es gilt, diese Beschwerden erst einmal zuzulassen und anzunehmen. Sie sollen nicht als generelles und dauerhaftes Lebensschicksal akzeptiert werden – das muss und wird nicht so sein. Aber sie müssen für eine gewisse Zeit angenommen werden. Nur so können Sie den eskalierenden Kampf gegen Ihre Beschwerden beenden, die Aufmerksamkeit von Ihrem Befinden abziehen und sich einem Handeln nach außen öffnen, das die Grundprobleme löst: Sie haben jetzt schon sechs oder zehn Monate mit Müdigkeit und Erschöpfung gelebt? Dann schaffen Sie es auch noch ein oder zwei weitere Monate. Es muss nicht gleich morgen alles weg sein. Sie haben genug Zeit für Hilfe-Maßnahmen. Und ich versichere Ihnen: Effektive Hilfe ist möglich! Gerade beim Burnout-Syndrom, bei dem wichtige Mitursachen in der

Außen- und Arbeitswelt liegen, wo es in der Regel immer möglich ist, etwas zu verändern.

Aber selbst wenn wir uns dabei nicht sonderlich geschickt anstellen sollten und wir manches falsch machen: Irgendwann bessert es sich ohnehin, auch ganz von allein. In irgendeiner Form würden sich auch von außen angestoßene Lösungen ergeben, mit denen Sie nach einer Zeit der Umgewöhnung leben könnten. Und auch Ihr Selbst heilt sich irgendwann von allein, nicht umsonst spricht man von Selbstheilungskräften. Nichts dauert ewig, alles in der Natur ist rhythmisch. Auf jeden Winter folgt ein Frühling. Jeder Bär erwacht irgendwann aus seinem Winterschlaf. Jede depressive Episode geht einmal zu Ende, und auch Angsterkrankungen klingen mit dem Älterwerden ab.

Man kann eine Sache umso besser akzeptieren, wenn man auch positive Seiten an ihr sieht. Nehmen Sie sich einen Moment Zeit und suchen Sie nach positiven Aspekten Ihrer Situation. Vorschläge: Ihre Erschöpfungsdepression könnte auch Ausdruck sehr positiver Eigenschaften Ihrer Persönlichkeit sein: Pflicht- und Verantwortungsbewusstsein, Leistungswille, Hilfsbereitschaft, Sensibilität zum Beispiel. Es ist gut, dass Sie diese Eigenschaften haben, Sie selbst und wir alle sollten uns nichts anderes wünschen. Ohne diese Eigenschaften kann man Fülle und Tiefe menschlicher Erlebensmöglichkeiten nicht ausschöpfen, ohne diese Eigenschaften könnte Gesellschaft nicht funktionieren.

Aber diese Eigenschaften machen unter den gegenwärtigen Bedingungen von Gesellschaft und Arbeitswelt eben auch anfällig für Erschöpfungsdepressionen. Und so gilt es, aus der Krise auch in dem Sinne eine Chance zu machen, dass man sich speziell wappnet, dass man sich

Kompetenzen in Sachen Selbst- und Stressmanagement aneignet oder gar den Erwerb persönlicher Meisterschaft in einem grundsätzlicheren Sinne als wichtiges Lebensziel ins Auge fasst. Dies ist zum einen in sich wertvoll, weil es uns hilft, ein erfüllteres Leben zu führen. Und zum anderen: Wer weiß schon, wozu das noch mal gut sein kann. Vielleicht hilft es uns später noch einmal, kritische Situationen zu meistern oder anderen darin als Coach beizustehen. *Wer weiß, wozu es gut ist.* Das ist ein recht weises Wort aus dem Volksmund, dessen Sinn wir uns viel zu selten bewusst machen. Unser Lebensfaden ist derart verworren in das unendlich komplexe Knäuel dieser unvorhersagbaren und unüberschaubaren Welt hineinverwoben, dass wir niemals wissen können, ob ein Ereignis, das uns im Hier und Jetzt negativ erscheint, später nicht noch extrem positive Folgen haben wird. Eine Freundin von mir brach sich vor Jahren schon am zweiten Tag unseres Skiurlaubs das Bein. Sie hat furchtbar über das Schicksal geschimpft. Mit dem damaligen Stationsarzt ist sie noch heute glücklich verheiratet. Und wir wissen auch nie, ob ein Ereignis, das uns im Hier und Jetzt negativ erscheint, nicht ein noch viel negativeres von uns abgehalten haben könnte. Nach dem Flugzeugabsturz waren sie mit verweinten Gesichtern im Fernsehen: das Paar, das seinen Urlaubsflieger verpasst hatte, wegen eines ausgefallenen Taxis. Sie hatten sich furchtbar geärgert und schon erwogen, das Taxiunternehmen zu verklagen.

An solche Geschichten sollten wir uns erinnern, wenn wir uns wieder einmal wegen kleinerer oder größerer Missgeschicke aufregen. Wir sollten uns generell der Grenzen unseres Wissens bewusster sein und weniger werten und urteilen. Dingen gegenüber, die wir nicht schnell oder gar nicht verändern können, sollten wir eine annehmend-akzeptierende Haltung einnehmen. Das gilt insbesondere für die Tatsache eines Burnout-Syndroms und die damit verbundenen Symptome von Depression oder Angst. Nur in einer solchen inneren Haltung sparen Sie wirklich Energie und öffnen den Raum für die Heilung.

Akzeptanz und Achtsamkeit im Umgang mit körperlichen Beschwerden

Sollten Sie über körperliche Beschwerden zu klagen haben, wäre der erste wichtige Schritt, dass Sie zu Ihrem Hausarzt gehen. Klären Sie ab, ob diese Beschwerden auf eine ernsthafte Erkrankung hinweisen könnten. Wahrscheinlich wird das nicht der Fall sein – die Untersuchungen bleiben »ohne Befund«. Beruhigen Sie sich und glauben Sie das. Denken Sie daran: Alle Ihre Körperfunktionen laufen niemals perfekt – sie sind immer Schwankungen unterworfen, die Sie zum Teil als »funktionelle Beschwerden« erleben. Das ist normal. Akzeptieren Sie das und schaukeln Sie die Sache nicht auf. Sie wissen: Das, worauf man schaut, wird größer, Druck erzeugt Gegendruck.

Versuchen Sie im ersten Schritt, diesen Empfindungen nicht mit Angst, sondern mit Achtsamkeit zu begegnen: Wie fühlt sich die reine Empfindung wirklich an? Hat sie tatsächlich eine in sich negative Qualität? Das wäre zum Beispiel bei Schmerzen der Fall. Aber selbst hier gilt: Menschliches Schmerzerleben wird von Gedanken, Sichtweisen und Haltungen in sehr starkem Maße mitgeprägt. Denken Sie etwa an den Muskelkater nach intensivem sportlichem Training. Man kann ihn regelrecht genießen, weil er uns daran erinnert: »Gestern hast du hart trainiert, und heute wachsen deine Muskeln.« Auch Begriffe wie Wachstums- oder Geburtsschmerz deuten in diese Richtung. Sie werden von leichten Schmerzen irgendwo geplagt, und Ihr Arzt hat eine ernsthafte Erkrankung ausgeschlossen? Dann suchen Sie nach einer positiven Deutung, in der der Schmerz als Resultat einer besonderen Anstrengung oder Leistung erscheint. Zusammenhänge dieser Art lassen sich fast immer irgendwie herstellen (und nicht selten stimmen sie ja sogar irgendwie). Vielleicht stellen Sie aber bei Ihrer achtsamen Begegnung mit Ihren Beschwerden auch fest, dass sie eigentlich gar keine negative Qualität in sich tragen. Herzklopfen oder Herzstolpern, stärkeres Schwitzen, Zittern, ein leichter Schwindel oder Ohrgeräusche – all das sind eigentlich neutrale Empfindungen. Man hat solche Empfindungen zum Beispiel nach einem 200-Meter-Sprint. Seefahrern schwankt ständig der Boden unter den Füßen. Und auch viele Dauergeräusche des Alltages stören uns nicht mehr – denken Sie an das Ticken Ihrer Wanduhr, an die Computerlüftung oder die Straße hinter Ihrem Haus. Das Problem besteht hier einzig und allein darin, dass diese Empfindungen unerwartet, unerklärlich und ungewohnt sind (und dass sie eventuell die Sorge wecken, sie könnten der Vorbote einer schlimmen Erkrankung sein – aber das haben Sie ja schon mit Hilfe Ihres Hausarztes ausgeschlossen). Wir entscheiden dann, dass sie nicht da sein sollten, und kämpfen gegen sie. Stellen Sie sich vor, Sie wären mit den ungewohnten Empfindungen – Herzstolpern zum Beispiel oder Ohrgeräusche – geboren worden, und nun wären sie plötzlich weg – Sie hätten damit exakt dieselben Probleme, nur umgekehrt: »Mein Herz schlägt so regelmäßig und kalt wie ein Metronom, das macht mir Angst!« »Es ist auf einmal totenstill wie auf einem Friedhof – wie furchtbar!« Suchen Sie auch für ungewohnte Empfindungen dieser Art eine positive Deutung. Bei Herzstolpern/-klopfen könnten Sie zum Beispiel an ein junges Fohlen denken, das auf der Weide herumhüpft und Symbol für Jugend und ungezähmte Vitalität ist (oder an ein kleines Kind, das an der Hand des Vaters nicht im Gleichschritt laufen mag und immer wieder wild und ausgelassen Zwischensprünge macht). Oder nehmen Sie es als Herz-Kreislauf-Training: Schön, dass ich von allein auf Puls 120 komme, andere müssen dafür extra joggen gehen. Bei Ohrgeräuschen könnten Sie an das Rauschen des Meeres oder das Pfeifen des Windes in einem schönen Urlaub denken. Kommt es zu Schwindel, stellen Sie sich vor, auf einer Kreuzfahrt zu sein. Bei innerer Unruhe können Sie sich sagen: »Wahnsinn, was ich da für Energien in mir spüre, sollte ich mal kämpfen oder fliehen müssen, hätte ich wohl gute Karten.«

Wann immer jetzt funktionelle Beschwerden oder ungewohnte Empfindungen in Ihr Bewusstsein dringen, dann durchlaufen Sie den folgenden Dreischritt:

1. Innerlich auf Abstand gehen und die positive Sichtweise aktivieren.
2. Die Empfindungen in Achtsamkeit neu begrüßen und schließlich:
3. sie loslassen und den Fokus der Aufmerksamkeit nach außen verlagern auf das, was gerade zu tun ist.

Nehmen wir an, Sie kaufen gerade ein oder arbeiten am PC. Und plötzlich ist es wieder da, dieses gefürchtete Herzstolpern! Lassen Sie nicht zu, dass nun automatisch, blitzartig und mit zunehmender Intensität die Angst nach Ihnen greift und Sie völlig beherrscht! Gehen Sie stattdessen sofort innerlich auf Abstand, und machen Sie sich förderliche Sätze bewusst, die Sie für diese Situation vorbereitet haben, zum Beispiel: »Dieses Herzstolpern ist völlig harmlos. Mein Herz ist kerngesund. Wenn es rast oder Sprünge macht, dann zeigt das nur seine Jugendlichkeit und Vitalität.« Und nun kommt im zweiten Schritt das Entscheidende: Sie müssen sich innerlich dazu durchringen, Ihre Beschwerden liebevoll zu umarmen. Wie das geht, ist natürlich schwer in Worte zu fassen. Sie müssen sich auf die mit dem Herzstolpern verbundenen Körperempfindungen voll einlassen. Entspannen Sie sich, öffnen Sie sich, ja, geben Sie sich ihnen hin. Versuchen Sie, diese Empfindungen in allen Facetten wahrzunehmen, suchen Sie gewissermaßen die breitestmögliche Berührungsfläche zu ihnen. Sagen Sie sich: »Ihr gehört zu mir, ihr seid ein Teil von mir. Wahrscheinlich hat sich die Weisheit meines Selbst etwas dabei gedacht, dass sie euch erzeugt. Wahrscheinlich seid ihr zu irgendetwas gut (auch wenn ich auf der Ebene meines bewussten Ich nicht erkennen kann, wozu). Wir werden jetzt gemeinsam leben und tun, was zu tun ist.« Und dass man mit all diesen Empfindungen alles tun kann, was zu tun ist, das zeigen zum Beispiel Biathlon-Sportler: Sie schießen absolut präzise, obwohl ihr Puls bei 180 liegt.

Versuchen Sie, aus dieser Sicht heraus positive und warme Gefühle in Bezug auf Ihre noch ungewohnten Körperempfindungen zu entwickeln. Bleiben Sie weiter im inneren Kontakt mit diesen Empfindungen, aber lehnen Sie sich, bildlich gesprochen, mit dem Rücken an sie an, um die Hände wieder für das Handeln frei zu bekommen. Entsprechend wenden Sie sich nun im dritten Schritt wieder Ihren äußeren Aufgaben zu. Erhalten Sie diese positivannehmende Gefühlseinstellung aufrecht, sollte Ihr Herzstolpern noch eine Zeitlang in der Randzone des Bewusstseins präsent bleiben. Konzentrieren Sie sich aber nun immer mehr auf Ihr nach außen gewandtes Tun (die PC-Arbeit, das Lesen oder das Einkaufen). Dann kommt bald der Moment, in dem Sie voll von Ihrer Aufgabe »aufgesogen« werden, im Flow vergessen Sie sich selbst und auch Ihr Herzstolpern.

Durchlaufen Sie diesen Dreischritt, wann immer Sie sich Ihres Herzstolperns oder anderer ungewohnter Empfindungen bewusst werden. Gebetsmühlenartig immer wieder aufs Neue. Auf diese Weise können Sie sich in kleinen Schritten Ihre Angst wieder abgewöhnen. Außerdem verkürzt und automatisiert sich dieser Prozess allmählich – am Ende genügt nur ein kurzer Moment der Bewusstheit. Und schließlich erledigt sich das Ganze vollständig, weil Sie die unangenehmen Empfindungen in die Normalität Ihres Selbsterlebens integriert haben.

Paradoxe Techniken

Als ich noch in der Kardiologie arbeitete, konnte ich die folgende interessante Beobachtung machen: Wenn Patienten über Herzrhythmusstörungen klagen, legt man ihnen für einen oder mehrere Tage ein Aufzeichnungsgerät an (»Langzeit-EKG«). Und gerade immer an diesen Tagen traten dann diese Störungen nur wenig oder gar nicht auf. Wie kommt das? Nun, an diesen Tagen hatten die Patienten weniger oder gar keine Angst vor dem Herzstolpern. Sie waren ja in Sicherheit und wünschten sich die Störung geradezu herbei: Je deutlicher sie aufgezeichnet würde, desto gezielter könnte man behandeln. Das bedeutet viel weniger Stress und damit viel weniger »Stresshormone« im Blut. In der Folge werden stresssensible Formen von Herzrhythmusstörungen natürlich auch viel weniger ausgelöst.

Wenn etwas zum genauen Gegenteil des zu Erwartenden führt, nennt man das ein Paradoxon. Solche Paradoxien sind im Psychischen sehr verbreitet. Oft gilt: Das, was du panisch vermeiden willst, bekommst du. Das, wonach du gierst, entzieht sich dir. Wenn wir etwas erzwingen wollen, verkrampfen wir, unser Verhalten wird ineffektiv und verfehlt sein Ziel. Deshalb gilt das schon zitierte Delphi-Wort: *Medèn ágan* – nichts im Übermaß. Wenn uns etwas irrsinnig begehrenswert erscheint, sollten wir es relativieren, indem wir uns auch die immer vorhandenen Nachteile bewusst machen. Wenn wir etwas panisch fürchten, sollten wir die Furcht abbauen, indem wir nach immer vorhandenen positiven Seiten suchen. Wenn es uns dann gelingt, uns das zu Vermeidende mit einem Augenzwinkern sogar ein bisschen herbeizuwünschen, spricht man von »paradoxer Intention«. Den Langzeit-EKG-Effekt könnte man zum Beispiel dadurch simulieren, dass man jeden Morgen zu seinem Herzen sagt: »So liebes Herz, jetzt zeig mal, dass du heut gut drauf bist, und mach mal ein paar Hüpfer!« Auf diese Weise schafft man auf der Ebene des Psychischen optimale Bedingungen dafür, dass sich die Wahrscheinlichkeit von Herzstolpern vermindert. Weitere Beispiele und Anleitungen für den Einsatz paradoxer Techniken bei Angsterkrankungen und funktionellen körperlichen Beschwerden finden Sie in Hansch 2021 und Hansch 2017.

Schlafstörungen

Das klassische Problem, bei dem sich ein Versuch mit paradoxer Intention lohnt, sind Schlafstörungen. Das Einschlafen herbeiführen kann nur unser Selbst. Auf der bewussten Ebene unseres Ich wissen wir gar nicht, wie das geht: Niemand kann aktiv einschlafen, so wie er laufen kann. Im Gegenteil: Je mehr wir uns bewusst um den Schlaf bemühen, desto mehr stören wir das Selbst und desto sicherer verhindern wir ihn: Der Schlaf ist wie ein Vogel – wenn man ihn fangen will, fliegt er davon. Und genau das geschieht nun im Burnout sehr oft: Durch die Erschöpfung sind die Selbst-Funktionen so gestört, dass es auch zu Ein- und Durchschlafstörungen kommt. Wird dies vom Ich nun sorgenvoll reflektiert, schließt sich der Teufelskreis: Das Ich bläht sich auf in Angst, Ärger und verzweifeltem Bemühen. Dadurch werden die natürlichen Funktionen des Selbst aber noch mehr unterdrückt, und der Schlaf reduziert sich noch weiter.

Gerät ein Schlafgestörter nun aber an einen gewitzten Therapeuten, könnte es sein, dass dieser zu ihm etwas in der folgenden Art sagt: »Aus diagnostischen Gründen müssen wir wissen, wie lange Sie es ohne Schlaf aushalten. Bitte bleiben Sie ab jetzt so viele Nächte wach wie möglich. Legen Sie sich ins Bett, aber versuchen Sie, nicht einzuschlafen.« Nun, Sie ahnen schon, was kommt: Oft schon in der ersten Nacht »versagt« der Patient jämmerlich und schläft ein. Durch den paradoxen Auftrag ist das sorgenvoll aufgeblähte Ich in sich zusammengefallen und hat den natürlichen Prozessen im Selbst wieder Raum gegeben.

In ähnlicher Weise kann man versuchen, sich ein wenig

selbst zu überlisten. Machen Sie sich zunächst klar: Man kann durchaus über lange Zeiten mit sehr wenig Schlaf auskommen, ohne dass dies zwingend und prompt körperliche Erkrankungen nach sich ziehen würde. Schlafstörungen sind nicht angenehm und langfristig zermürbend, aber sie sind nicht unmittelbar gefährlich. Und wenn man achtsam mit ihnen umgeht, sind sie durchaus über längere Zeit aushaltbar. Sagen Sie sich: »Das Schlafen geht mich gar nichts an! Das ist Sache meines Selbst. Darum kann ich mich nun nicht auch noch kümmern. Mein Selbst nimmt sich schon, was es zum (Über-)Leben braucht. Da kann ich ganz sicher sein. Ohne äußere Zwangseinwirkung ist noch niemand aus Schlafmangel tot umgefallen.« Gehen Sie nicht ins Bett, um zu schlafen, sondern um sich auszuruhen. Dafür muss man nicht tief und fest schlafen. Auch wenn man entspannt wachliegt oder im Halbschlaf döst, ist das erholsam. Das Einzige, was die Erholung verhindert, ist das ärgerliche Ankämpfen gegen die Schlaflosigkeit, bei der man sich von einer Seite auf die andere wirft. Sagen Sie sich: »Wie lange ich schlafe und wie oft ich aufwache, ist egal. Wichtig ist, dass ich mich in einem entspannten und positiven Zustand halte.« Um das zu erreichen, sollten Sie sich irgendeine angenehme Vorstellung machen. Vielleicht erinnern Sie sich an eine traumhafte Urlaubssituation. Oder Sie malen sich ein Phantasie-Szenario aus, das möglichst viele erfüllte Wünsche und vor allem Sicherheit und Geborgenheit umfasst. Als großer Liebhaber der Unterwasserwelt und Sporttaucher stelle ich mir oft vor, wie Käpt'n Nemo in einem U-Boot durch die stillen Gärten Poseidons zu gleiten. Zum Abstellen des Grübelns kann es auch helfen, Mantras, Gebete oder sonstige positive Sätze innerlich wiederholend aufzusagen. Seien Sie kreativ darin,

Störmomente positiv in Ihr Szenario einzubauen. Ich erinnere mich an eine Patientin in unserer Klinik, die sich vom lauten Schnarchen des Mitpatienten im Nebenzimmer gestört fühlte. Sie stellte sich vor, in einer heimeligen Höhle zu schlafen, vor deren Eingang ein riesiger Grizzlybär schnarcht. Dieser gutmütige Bär war ihr Freund und Beschützer in diesem Märchenland ihrer Phantasie.
Vor allem sollten Sie nicht erschrecken oder sich ärgern, wenn Sie nachts aufwachen – das ist völlig normal. Auch gute Schläfer erwachen bis zu zwanzigmal pro Nacht, schlafen zumeist aber schnell wieder ein, ohne sich später daran zu erinnern. Sollten Sie also so weit erwachen, dass Sie sich dessen bewusst werden, dann begrüßen Sie das als normal und versuchen Sie, in einem positiven Gefühlszustand zu bleiben: Wenn Sie sich an einen angenehmen Traum erinnern, dann denken Sie diesen Traum weiter, war er eher unangenehm, dann wenden Sie ihn ins Positive.

Das Entscheidende ist, dass Sie nicht gegen das Wachsein ankämpfen, sondern es positiv annehmen. Und im Sinne einer »selbstverordneten« paradoxen Intention könnten Sie sogar noch weiter gehen und versuchen, dem Wachen eine positive Seite abzugewinnen. Sie könnten sich zum Beispiel sagen: »Okay, wenn ich diese Nacht nicht schlafe, dann bin ich morgen so müde, dass ich die nächste Nacht umso besser schlafe.« Oder: »Haben nicht viele berühmte Menschen, die viel geleistet haben, nur sehr wenig geschlafen? Dann werde ich mal ›auf Kurzschläfer‹ trainieren! Vier Stunden pro Nacht müssen reichen. Und damit fang ich diese Nacht an. Ich will mal gleich einen besonders intensiven Trainingsreiz setzen und diese Nacht wach bleiben!« Vielleicht fällt Ihnen auch noch etwas an-

deres ein. So schaffen Sie im Bereich Ihres bewussten Ich die günstigsten inneren Bedingungen für das Einschlafen. Und natürlich sollten Sie die äußeren Rahmenbedingungen Ihrer Nachtruhe optimieren: abends nicht zu viel essen und trinken, keine anregenden Genussgifte zu sich nehmen, vielleicht eine ritualisierte, angenehm-entspannende Beschäftigung vor dem Zubettgehen (Musik hören, schöne Literatur lesen, meditieren), regelmäßige Zubettgeh- und Aufsteh-Zeiten, den Raum abdunkeln, richtig temperieren (ca. 16 Grad) und für Ruhe sorgen (probieren Sie eventuell das Schlafen mit Ohropax!). Pflanzliche Beruhigungsmittel wie Baldrian können hilfreich sein. Und in Ausnahmefällen, zum Beispiel vor besonders wichtigen Terminen, darf es auch mal eine »richtige« Schlaftablette sein.
Eine ausführliche Schlafberatung finden Sie bei Zulley (2010).

Nachhaltige Lebenszufriedenheit kommt von innen

Versuchen Sie, die bis hierher besprochenen Prinzipien der Akzeptanz, der Achtsamkeit und der paradoxen Intention auf Ihre individuelle Situation anzuwenden. Vermutlich müssen Sie sie sich dafür an der einen oder anderen Stelle noch etwas zurechtschneidern. Ich hoffe und wünsche Ihnen, dass das recht schnell zu einer deutlichen Beruhigung und Druckentlastung führt, so dass Sie wieder etwas mehr »Luft zum Atmen« haben.
Und nun sage ich Ihnen ganz unverblümt: Sie müssen sich eine längere Auszeit nehmen! Mindestens drei, besser vier (bis sechs) Wochen. Lassen Sie sich krankschreiben oder nehmen Sie Urlaub! Und danach werden Sie sich sehr wahrscheinlich deutlich entlasten müssen. Sie werden bestimmte energiezehrende Aufgaben, Verpflichtungen, Tätigkeiten aufgeben müssen, um mehr Zeit und Gelegenheit für ein wirkliches Auftanken zu finden. Und unter Umständen könnte das tatsächlich gravierendere Umbrüche in Ihrer Lebenssituation nach sich ziehen.
»Völlig unmöglich«, schreit jetzt wahrscheinlich eine Stimme in Ihnen. Sofort sehen Sie alles in Gefahr, was Sie sich vielleicht in Jahren mühevollen Aufstiegs geschaffen haben. Wenn das den Bach runtergeht, so schreit Ihre innere Stimme, dann sind Sie und Ihr Leben gar nichts mehr wert! Ihr Glück wäre auf immer verloren. Eigentlich könnten Sie sich dann auch gleich umbringen. Viele von Ihnen werden sich mit dieser oder einer ähnlichen Stimme sehr identifizieren. Vielleicht ahnen Sie irgendwie, dass das so absolut wohl nicht richtig sein kann. Vielleicht erinnern Sie sich an Menschen, die ganz anders

reden oder sogar leben. Aber wenn ich Sie bitten würde, dieser inneren Stimme wirklich stichhaltige Argumente entgegenzusetzen, wenn Sie gar einen Gegenentwurf entwickeln und seine Richtigkeit beweisen sollten, dann würde manchem von Ihnen nicht so sehr viel einfallen. Und selbst wenn Ihnen einiges einfiele: Sie könnten (noch) nicht fühlen, dass es wahr, gut und richtig ist. Ihr Fühlen wurde über Jahre oder gar Jahrzehnte geprägt von Themen wie Leistung, Pflicht und womöglich Besitz, Status und Macht. Diese Muster des Fühlens auf neue, bessere und richtigere Werte umzuprägen braucht Zeit – Zeit, die man mindestens nach Monaten, eher nach Jahren bemessen muss.

Damit stecken wir in folgendem Dilemma: Einerseits brauchen Sie schnell Besserung und Entlastung. Andererseits braucht das, was dazu nötig ist, Zeit. Der einzige Ausweg, den ich kenne: zwischenzeitliche Akzeptanz verbunden mit der Bereitschaft, ein gewisses Maß an Unbehagen noch eine Zeitlang auszuhalten, und ein Weg der systematischen Zwischenschritte. Über Sinn, Notwendigkeit und Möglichkeit einer zwischenzeitlichen Akzeptanz hatten wir ja eben gesprochen. Wie sehen die Zwischenschritte aus? Grob gesagt:

1. Verstehen und Korrektur des Denkens.
2. Neues Handeln.
3. Korrigierende Erfahrung.
4. Nachhaltige und tiefergreifende Gefühls- und Stimmungsveränderung.

Zuerst gilt es zu verstehen: Wie hängen Denken, Verhalten und Fühlen zusammen? Wie muss ich mein Denken und mein Verhalten verändern, um auf längere Sicht Verbesserungen bei meinen Gefühlen zu erreichen? Auf welchen Wegen und in welchen Schritten kann ich das umsetzen? Wie kann ich sicherstellen, dass sich meine Denk- und Verhaltensgewohnheiten im Alltag auch nachhaltig verändern? Im zweiten Schritt gilt es dann, dies in die Praxis umzusetzen. Ist das von Erfolg gekrönt, macht man positive und korrigierende Erfahrungen. Und nun können – das muss zur Ermutigung gesagt werden – auch selbstverstärkende Prozesse in die positive Richtung in Gang kommen. Nicht Teufelskreise und Abwärtsspiralen, sondern Aufwärtsspiralen: Fortschritt macht selbstbewusster und steigert damit die Chancen auf weitere Erfolge. Erfolg überzeugt von der Richtigkeit der Veränderungsbemühungen, man bemüht sich noch konsequenter um Veränderung und hat noch mehr Erfolge und so weiter. Macht man längerfristig und wiederholt positive und korrigierende Erfahrungen, dann werden die Veränderungsinhalte verinnerlicht und automatisiert: Immer öfter handelt man auch spontan und aus dem Bauch heraus im gewünschten Sinne. Und schließlich ändern sich auch die tragenden Grundgefühle des Lebens: Das Selbstwertgefühl steigt, man wird gelassener, positiver und optimistischer.

Wie schon gesagt, Lebensprozesse sind keine starren mechanischen Abfolgen – psychische Veränderung verläuft gewissermaßen im Zickzack und mit fließenden Übergängen.

Nach dem Abbau der Eskalationsproblematik durch Akzeptanz bringt gottlob schon die erste Stufe eines vertieften Verstehens weitere Verbesserungen des Befindens mit sich. Um an einen schon zuvor bemühten Vergleich zu erinnern: Sie werden nicht mehr vom Sturm über das Eis geschoben, sondern haben ein Führungsseil in der Hand, das Ihnen Halt, Orientierung und Zuversicht gibt. »Aufrecht stehen im Sturm« ist das Motto. Das ist die beste Position, die Sie auf kurze Sicht gewinnen können. Und aus dieser Position heraus müssen Sie zuerst die Bremsklötze rein- und dann das Steuer herumwerfen. Anders geht es nicht. Es gibt keinen Weg aus dem Schmerz ohne Schmerz. Sie werden sich viele fest eingewurzelte Muss-Vorstellungen auf eine durchaus schmerzhafte Weise ausreißen müssen. Es gibt keinen Weg aus der Gefahr ohne Gefahr.

Beginnen wir also beim Verstehen! Zwei Dinge sind hier von zentraler Bedeutung: Die wirklichen Grundlagen wahren Glücks und die zumeist ungeahnte Anpassungs- und Entwicklungsfähigkeit unseres Selbst.

Das meiste, was wir uns wünschen, bringt kein Glück: Gewöhnung

Stellen wir uns einmal vor, eine gute Fee käme vorbeigeflogen und böte sich an, alle, aber auch alle Ihre Wünsche zu erfüllen. Das Haus auf den Klippen hoch über dem Ozean, die 30-Meter-Yacht, den Weltruhm als Schauspieler oder Erfinderin, den Idealpartner – alles, was Ihnen in stundenlangen Aufzählungen einfällt, verwandelt unsere Fee im Handumdrehen in Realität. Wir sind uns einig – Sie wären natürlich total happy, zumindest nach Ablauf von einigen Wochen, in denen Sie Ihr Leben erst mal neu sortieren müssten. Sie würden schier platzen vor Glück. Doch wie schaut es aus nach, sagen wir, sechs Monaten, nach zwei oder fünf Jahren? Was meinen Sie? Wären Sie dann immer noch überbordend glücklich?
Ich weiß nicht, was Sie denken, aber ich bin mir sehr sicher: Sie wären es nicht. Sie würden sich fühlen wie die meiste Zeit Ihres Lebens. Es würde Ihnen wohl nicht so schlechtgehen wie in den letzten Wochen und Monaten, aber auch nicht viel besser als zu »durchschnittlichen Zeiten«. Wenn Sie das nicht glauben, brauchen Sie sich ja nur einmal an Ihre letzte Luxus-Anschaffung zu erinnern. Was es auch war – ein neues Smartphone oder ein Designer-Kleid –, einige Wochen vermittelte es Ihnen den Kick, aber dann wurde der Umgang auch damit grauer, gewohnheitsmäßiger Alltag. Sie ärgern sich über den schlechten Internet-Empfang, und das Kleid hängt nach seiner Premierenrunde vergessen in der Schrankecke. Der Grund hierfür sind Prozesse der Gewöhnung und Anpassung, die auf mehreren Ebenen ablaufen. Zum einen gewöhnen wir uns auf einer ganz grundlegend-biologischen

Ebene an neue Reize: Zuerst drückt die Brille auf der Nase, doch bald spüren wir sie nicht mehr. Aber auch auf der gedanklichen Ebene finden Anpassungen statt: Zum Beispiel wird in der Regel beim Umgang mit neu gekauften Sachen der eine oder andere Nachteil erst später deutlich, beim Vergleich mit anderen trifft man auf Dinge, die vielleicht noch schöner gewesen wären, etc. – und all das dämpft die Euphorie.

Und so wie das beim Smartphone oder dem Designer-Kleid geht, würde es im Prinzip auch laufen, wenn man durch einen Glücksfall in seine absolute Traum-Lebenssituation geworfen würde. Und – das ist wohl auch gut so! Ohne Gewöhnungs- und Anpassungsprozesse wären Leben und Erkenntnis nicht möglich. Nehmen wir nur das Auge als weiteres Beispiel: Wenn Sie nach langer Zeit im Dunklen ins sehr Helle wechseln, dann sehen Sie erst einmal gar nichts. Sie sind schmerzhaft geblendet. Damit Ihr Auge nach diesem Lichtwechsel wieder etwas erkennen kann, muss es erst die Schwelle seiner Empfindlichkeit in die Mitte des aktuellen Helligkeitsspektrums verschieben (was einige Minuten Zeit braucht).

In ähnlicher Weise pendelt sich die Nulllinie Ihres Befindens immer wieder ungefähr in der Mitte Ihrer Lebenssituation ein. Nur dann sind angemessene Gefühlsausschläge nach oben und unten möglich, nur dann kann Ihr Gefühlssystem seine Orientierungs- und Regulierungsfunktionen erfüllen. Blieben Sie nach Ihrem Glücksfall dauerhaft euphorisch, würden Sie viele Fehler machen und so mancher Pleite entgegentrudeln. So gesehen ist es also nur gut, dass die Euphorie bald abklingt.

Diese Mechanismen erklären auch die Befunde der modernen Glücksforschung: Der materielle Lebensstandard ist längst nicht so wichtig für nachhaltige Lebenszufrie-

denheit, wie es uns der Zeitgeist unserer konsumistischen Kultur suggeriert. Natürlich – wer hungern und frieren muss oder von Gewalt bedroht ist, um dessen Glück ist es nicht gut bestellt. Sind die Grundbedürfnisse aber verlässlich und dauerhaft abgesichert, dann bewirkt ein weiterer Zuwachs an materiellem Reichtum nur noch wenig Glücksgewinn. So sind in den westlichen Wohlstandsländern nach dem Zweiten Weltkrieg die Pro-Kopf-Einkommen enorm gestiegen. Die Lebenszufriedenheit aber zeigt seit Jahrzehnten keinen Zuwachs mehr (Abbildung 3 zeigt die Entwicklung für Deutschland; Frey 2010, S. 55).
Teilweise geben Menschen, die in recht armen Staaten leben, eine höhere Lebenszufriedenheit an als Menschen in reichen Ländern. Die Leute im südindischen Kerala etwa sind glücklicher als wir hier in Deutschland. Oberhalb der Schwelle einer gesicherten Grundversorgung sind andere Faktoren für das »Bruttosozialglück« wichtiger als materieller Reichtum – vor allem geht es da um Rechtsstaatlichkeit, um Möglichkeiten demokratischer Teilhabe und: Die sozialen Unterschiede dürfen ein bestimmtes Maß nicht überschreiten. Eine Gesellschaft mag noch so reich sein – sind wenige Superreiche sehr viel reicher als die vielen anderen Reichen, wirkt sich das sehr negativ auf Glück, Gesundheit und Lebenserwartung aus.

Im Grunde werden dadurch nur sehr alte Erfahrungen und Erkenntnisse bestätigt. So schrieb schon der Stoiker Seneca vor ca. 2000 Jahren: »Das beste Vermögensverhältnis ist das, welches weder bis zur Armut herabsinkt noch weit von Armut entfernt ist.« Und wir könnten hinzufügen: das so weit wie möglich dem Vergleich mit anderen entzogen bleibt.
Bis hierher ist eigentlich alles gut: Gewöhnung und An-

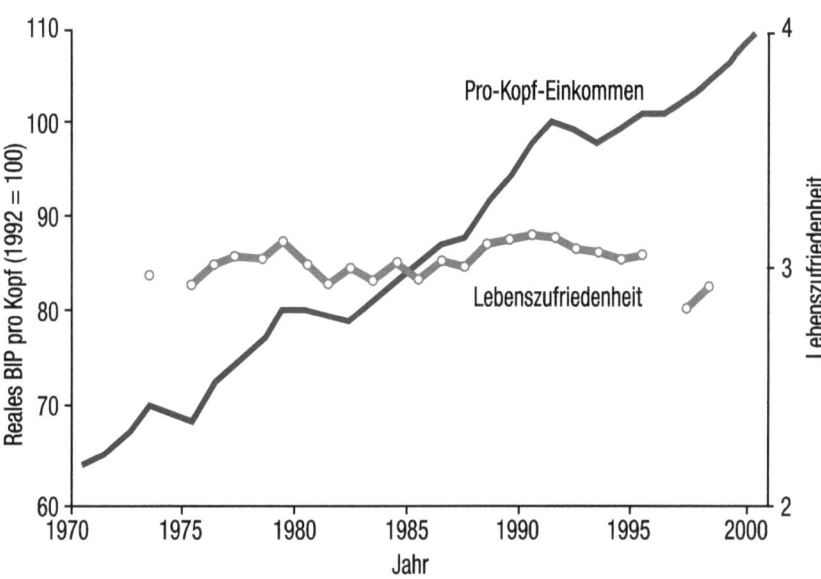

Quelle: Eurobarometer, Penn World Tables und OECD

passung führen zu einer Neujustierung unserer emotionalen Skalen bei Veränderung unserer Lebenssituation – das ist überlebensnotwendig. Vor allem gilt dies, wie wir später noch besprechen werden, auch für Ausschläge nach unten: Treffen uns schwere Schicksalsschläge, dann gewöhnen wir uns an deren Folgen viel schneller als vermutet, und das Leben wird doch wieder unerwartet lebenswert. Außerdem macht das Ganze unser Innenleben unabhängiger von den Außenumständen, es eröffnet die Möglichkeit, ein hohes Maß an Autonomie und innerer Freiheit zu entwickeln.

Hedonische Tretmühlen

Wenn jetzt der eine oder andere von Ihnen denkt: »Wieso alles gut? Gewöhnung macht uns doch dauerhaftes und euphorisches Glück kaputt!«, so führt uns das genau zu jenen Fallen, die speziell auf uns Menschen lauern: Dauerhaftes euphorisches Glück ist eine Muss-Vorstellung, die der zuspitzenden Funktion unseres Denkens entspringt und nichts mit der Realität zu tun hat. Was wesentlich zum Unglück vieler Menschen beiträgt, sind die völlig überzogenen Glückserwartungen, denen sie aufsitzen: keine Probleme mehr haben, endgültige und totale Absicherung, ständig neue, aufregende Erlebnisse und persönliche Erfolge aller Art, intensive Dauer-Glücksgefühle, eine romantische Immerliebe, in der man alles gemeinsam tut und sich bei allem wechselseitig in Ekstase hineintreibt. So etwas ist reines Phantasieprodukt, das Ergebnis idealisierenden Denkens und übersteigerter Mediendarstellungen. Die schönsten Blütenträume unserer Sehnsucht vermag unsere Welt nicht real hervorzubringen.
Nur der Mensch ist dazu verurteilt, in der Spannung zwischen süßem Ideal und bitterer Realität zu leben, und das trägt unvermeidlich ein gewisses Quantum an Schmerz, Enttäuschung, Überdruss und Traurigkeit in das Leben eines jeden Menschen hinein. Als *Acedia* oder Melancholie werden solche Gefühlslagen seit der Antike in den Schriften der Philosophen, Geistlichen und Dichter immer wieder dargestellt. Wurde diese zeitweilige Schwermut im Mittelalter als Sünde gesehen, so gilt sie seit der Renaissance in einem auch positiven Sinne als Stigma des Sensiblen, des Intellektuellen oder gar des Genies. Wer in diesem Sinne vorübergehende leicht depressive Verstimmungen als nor-

malen Teil des Lebens positiv anzunehmen lernt, wird sie als jenen unvermeidlichen Schatten erleben, vor dem die Glücksphasen umso heller erscheinen.

Und nicht nur in Bezug auf das Glück selbst, sondern auch im Hinblick auf seine Voraussetzungen schaffen Denken, Phantasie und Vergleichen immer neue unrealistische Muss-Vorstellungen. Aus dem Zusammenwirken mit der Gewöhnung entsteht hieraus ein fataler Mechanismus, der als »Lust-Frust-Spirale« (oder auch als »hedonische Tretmühle«) bezeichnet wird: Welchen Wunsch auch immer wir uns erfüllen, welches Ziel wir auch immer erreichen – nach einer kurzen Zeit des Hochgefühls macht sich wieder innere Leere breit, die irgendwann in Überdruss, Frust und inneres Getriebensein übergeht. Dann greifen Gedanken und Phantasie wieder aus: Neue Ziele und Vorstellungen werden geboren und zu Muss-Vorstellungen übersteigert und verfestigt. Dieses eine muss ich noch haben oder erreichen, ehe ich glücklich und zufrieden sein kann. Im einfachsten Fall räumen Leute dann jedes Jahr die Wohnung um oder gestalten den Garten neu. Im schlimmsten Falle wetteifern sogenannte Investment-Banker um Multi-Millionen-Gehälter, bauen sich Schlösser und richten nebenbei ganze Volkswirtschaften zugrunde. Die Gewöhnung macht es uns Menschen schwer, dauerhaft inneren Frieden zu finden. Wo immer man auch steht, die Sehnsucht geht immer zum anderen Ufer, wussten schon die Weisen Chinas. In diesem hedonischen Hamsterrad erschöpfen sich viele Menschen schon von innen her, ohne dass äußere Zwänge oder ungünstige Arbeitsbedingungen vorliegen müssten. Bevor wir überlegen, wie wir aus diesem Hamsterrad herauskommen können, wollen wir noch die heilsame Anpassung an schlimme Lebenssituationen besprechen.

Das meiste, wovor wir uns fürchten, macht uns nicht unglücklich

Was wir oben für das Auge beim Wechsel vom Dunklen ins Helle erörtert hatten, gilt ja auch für den umgekehrten Fall: Wenn wir an einem Sonnentag aus dem mittäglich gleißenden Garten in den dunklen Keller gehen, in dem der Sohn die kaputte Glühlampe immer noch nicht ersetzt hat, wird uns erst einmal nur schwarz vor Augen. Und auch hier kommt es nach einigen Minuten zu Gewöhnung und Anpassung, so dass wir bald zumindest Umrisse und Grautöne zu erkennen vermögen. Das Gleiche passiert in Bezug auf komplexere Lebenssituationen. Ein diesbezügliches Buchkapitel eröffnet der amerikanische Psychologe Daniel Gilbert (2006, S. 250) mit folgenden drei Statements:

> *»Mir geht es körperlich, finanziell, geistig und auch sonst auf allen Gebieten besser als vorher.«* (J.W. aus Texas)
> *»Es war eine tolle Erfahrung.«* (M.B. aus Louisiana)
> *»Ich habe andere Menschen noch nie so wertgeschätzt wie jetzt.«* (C.R. aus Kalifornien)

Sie vermuten wahrscheinlich, dass diesen drei Personen irgendwelche Glücksfälle im Leben begegnet sind. Weit gefehlt! Bei Nr. 1 handelt es sich um Jim Wright, einen ehemaligen Sprecher des US-Repräsentantenhauses. Er machte diese Bemerkung, nachdem er wegen Fehlern im Amt zum Rücktritt gezwungen worden war. Nr. 2 stammt von Moreese Bickham, dem Opfer eines Justizirrtums, der nach 37 Jahren unschuldiger Inhaftierung aus dem Gefängnis entlassen worden war. Und hinter Nr. 3 verbirgt sich der Superman-Darsteller Christopher Reeve. Er hatte von einem Reitunfall eine sehr hohe Querschnittslähmung davongetragen, so dass er nicht einmal mehr ohne Geräteunterstützung atmen konnte. Fälle dieser Art gibt es unzählige. »Viele Forscher kamen daher zu folgendem Schluss: ›Erhöhte Widerstandsfähigkeit und Belastbarkeit sind die am häufigsten beobachteten Folgeerscheinungen nach einem potenziell traumatischen Ereignis.‹ Studien an Menschen mit einem traumatischen Erlebnis haben ergeben, dass die überwältigende Mehrheit die Erfahrung ganz gut verarbeiten konnte. Ein bedeutender Teil dieser Menschen behauptet sogar, dass sich ihr Leben nach dem Ereignis verbessert hat.« (Gilbert S. 252).

Besonders hier fällt ins Gewicht, was nach Gilbert generelle Geltung hat: Menschen können ihre emotionale Befindlichkeit in der Zukunft nur sehr schlecht voraussagen. Untersuchungen haben gezeigt, dass Menschen die psychischen Negativwirkungen von schrecklichen Ereignissen wie einem Raubüberfall, einem Unfall oder dem Tod eines Angehörigen erheblich überschätzen. So sind Nichtbehinderte gewillt, einen deutlich höheren Preis dafür zu bezahlen, nicht behindert zu werden, als Behinderte dafür, ihre Behinderung wieder loszuwerden. »Der Grund dafür ist, dass Nichtbehinderte nicht in der Lage sind, sich vorzustellen, wie glücklich behinderte Menschen sein können.« (S. 254)

Wenn wir wieder einmal genervt und frustriert sind und schon auf kleine Misslichkeiten mit heftigem Ärger reagieren, dann denken wir: »O Gott, wie würde ich erst reagieren, wenn mein Geschäft pleiteginge oder mir der Mann davonliefe! Das könnte ich nie überleben!« Doch das ist falsch. Je größer der Schicksalsschlag, desto intensiver und wirksamer arbeiten auch die Gewöhnungs- und Anpassungsmechanismen in unserem Selbst. Schwere Schicksalsschläge werden deshalb oft leichter verkraftet als eine Folge kleinerer Negativereignisse. Fast könnte man in Abwandlung eines bekannten Mottos sagen: Ist das Leben erst ruiniert, lebt es sich ganz ungeniert. Es ist sehr wichtig, dies zu wissen.

Glück aus inneren Quellen: Achtsamkeit

Wenn sowohl glückliche als auch unglückliche Außenereignisse immer nur einen relativ kurzen Gefühlsausschlag nach oben beziehungsweise unten bewirken, ehe die Befindenskurve wieder in die gewohnte Mitte zurückkehrt, dann heißt das ja, dass die Außenumstände für unser Befinden eine eher geringe Rolle spielen, dass das Glück überwiegend aus inneren Quellen entspringt. Die wissenschaftliche Literatur schätzt den Anteil der Außenumstände für das Wohlbefinden auf maximal 20 Prozent (Seligman 2003, S. 110) – rund 80 Prozent unseres Glücks kommen somit von innen.

Auch aus dieser Perspektive wird noch einmal deutlich: Wenn wir uns auf das scheinbar so naheliegende äußere Glück fixieren, müssen wir in eine Lust-Frust-Spirale geraten, wie wir das schon beschrieben haben. Der Weg heraus aus diesem Hamsterrad, der Weg zu nachhaltiger Lebenszufriedenheit, liegt in der Entdeckung und dem Auf- und Ausbau von inneren Glücksquellen.

Grundsätzlich ist dies natürlich eine sehr umfangreiche und lebenslange Aufgabe. Wir werden jetzt einige wichtige Punkte kurz umreißen – die wichtigsten von ihnen werden im folgenden Buchtext noch ausführlicher erläutert, andere könnten Sie bei Interesse in weiterführenden Büchern nachlesen (Hansch 2008, 2009).

Um das Hamsterrad zu bremsen und den Blick für das wirklich Wichtige frei zu bekommen, gilt es zunächst, die vielen Muss-Vorstellungen zu erkennen und loszulassen, die uns unter Druck setzen und in die falsche Richtung lenken. Wir sollten die beschriebenen Mechanismen verstehen und uns bewusst dafür entscheiden, all dies nicht mehr zu brauchen und nicht mehr unbedingt haben zu wollen. Materieller Luxus, eine hohe soziale Position, die mit Anerkennung und Macht verbunden ist, all das brauchen wir nicht wirklich für unser Glück. Es gibt Menschen, die das sehr radikal leben. Sie »steigen aus«, führen ein betont einfaches Leben oder werden gar Bettelmönch wie der ehemals sehr reiche Unternehmer Hermann Ricker (siehe Info-Box 5).

Durch die ganze Menschheits- und Kulturgeschichte hindurch gab und gibt es einen beträchtlichen Anteil von Menschen, die solche asketischen Lebensformen bewusst dazu nutzten, dem wirklich Wichtigen im Leben näherzukommen (Grün 2012). Nun, so weit müssen Sie nicht gehen. Was Sie aber unbedingt tun sollten: Lösen Sie die innere Bindung an die Außendinge. Machen Sie es wie die Stoiker, die Anhänger einer bedeutenden philosophischen Schule im antiken Athen. Sie wussten, dass wir eine sichere Kontrolle nur über unser Innenleben gewinnen können. Alles äußere Vermögen ist immer von Verlust bedroht. Sie gaben deshalb die Idee von Besitz völlig auf und betrachteten ihre materiellen Güter grundsätzlich als Leihgaben. Sie freuten sich an ihnen, hielten sich aber immer in Bereitschaft, sie leichten Herzens wieder »zurückzugeben«. Wann immer Sie eine starke Bindung an irgendwelche Außenumstände spüren, treten Sie innerlich einen Schritt zurück und nehmen Sie bewusst diese Haltung ein. Schön, wenn Sie es bekommen, schön, wenn Sie es haben. Aber es ist kein Muss. Mit der richtigen inneren Haltung können Sie den Verlust schnell verschmerzen und Ihre Zufriedenheit aus anderen Quellen gewinnen.

Kennzeichen einer solchen »richtigen inneren Haltung« ist oft das, was man »Achtsamkeit« nennt: im Hier und

Jetzt sein, alle im Moment gegebenen Wahrnehmungen und Empfindungen möglichst intensiv und vollständig spüren, ohne zu bewerten und ohne etwas zu wollen. Wenn wir unser Bewusstseinsfenster möglichst vollständig mit den momentanen Wahrnehmungen füllen, dann haben Gedanken keinen Platz mehr, zum Beispiel vergleichende Gedanken: Es war schon einmal schöner, es könnte besser sein, andere haben noch mehr etc. Oder ablenkende Grübelgedanken oft negativen Inhaltes.

Achtsamkeit bewirkt, dass wir aus dem, was wir haben, den maximalen emotionalen Gewinn ziehen. Alles andere, was wir vielleicht sonst noch haben oder tun könnten, würde kaum einen größeren emotionalen Ertrag bringen. Es gilt der Leitsatz: »Das Wie ist wichtiger als das Was.« Wie wir die Dinge tun, ist wichtiger, als was wir tun. Wie wir mit dem, was wir haben, umgehen, ist wichtiger, als was wir haben.

Aus einer achtsamen Begegnung heraus können wir auch Dinge wieder genießen, an die wir uns schon gewöhnt hatten. Vielleicht bringt sie uns nicht die Euphorie der ersten Wochen zurück, aber doch ein sehr intensives und vielleicht sogar tieferes positives Erleben. Mit Achtsamkeit können wir also den Gewöhnungseffekt, der in die Lust-Frust-Spirale führt, in Teilen wieder aufheben.

Man sollte Achtsamkeit im Alltag üben und kann das im Prinzip bei jeder Gelegenheit. Und auch praktisch alle Religionen und Lebenskunst-Lehren enthalten Praktiken, die Achtsamkeit fördern: Meditationen, Gebete und Rituale (siehe Info-Box 4).

Achtsamkeit und Meditation

- Bei vielen, gerade auch einfachen Alltagsaktivitäten sind wir nicht mit voller Konzentration bei der Sache. Unsere Gedanken schweifen ab in die Vergangenheit oder Zukunft, oft zu zurückliegenden Verletzungen, gegenwärtigen oder möglichen zukünftigen Problemen. Nicht selten nimmt das die Form von Grübeleien an, ist völlig fruchtlos, macht nur Stress und negative Gefühle. In dieser Situation ist es hilfreich, ganz bewusst Achtsamkeit zu üben: das Denken aus dem Kopf drängen dadurch, dass man das Bewusstseinsfenster vollständig mit den Wahrnehmungen aus dem Hier und Jetzt füllt. Öffnen Sie Ihren Geist, versuchen Sie, alles wahrzunehmen, was der Moment bietet. Hören Sie auf zu denken, zu bewerten, zu vergleichen oder etwas bewusst zu wollen. Handeln Sie intuitiv, aus dem Selbst (»dem Bauch«) heraus. Tun Sie, was geschieht. Üben Sie das beim Zähneputzen, Abwaschen, Gehen, Autofahren etc. Das bessert Ihre Stimmung und ist ein gutes Training darin, Kontrolle über das Bewusstsein zu erlangen.

- Sollten Sie nichts zu tun haben – zum Beispiel beim Sitzen in einem Wartezimmer –, dann könnten Sie den Fokus Ihrer Aufmerksamkeit auf Ihre Atmung richten und eine Meditationsübung daraus machen.

- Dies wird umso besser funktionieren, wenn Sie das Meditieren auch gesondert üben. Hierzu setzen Sie sich einfach auf einen Stuhl und halten Ihren Rücken dabei möglichst aufrecht (Sie könnten sich vorstellen, Ihr Kopf würde an einem Faden nach oben gezogen). Ihre Hände legen Sie entspannt auf den Oberschenkeln ab. Halten Sie die Augen halb oder ganz geschlossen. Führen Sie eine langsame Bauchatmung aus und legen Sie nach dem Ein- und Ausatmen je eine kurze Pause von 1–2 Sekunden ein (bei der Bauchatmung lassen Sie Ihre Bauchdecke sich ausdehnen und wieder zurücksinken, während Sie das Volumen Ihres Brust

INFO-BOX 4

korbes möglichst unverändert halten). Zählen Sie die Atemphasen bis 10 und beginnen Sie dann wieder bei 1. Es ist leichter, das Denken anzuhalten, wenn die innere Stimme mit Zählen beschäftigt ist. Versuchen Sie dabei alle Empfindungen wahrzunehmen, die in Ihrem Körper spürbar sind, vom Gefühl in der sich bewegenden Bauchdecke bis zum Luftstrom in den Nasenflügeln. Versuchen Sie, im Hier und Jetzt ganz selbst zu sein und Ihr reflektierendes Ich zu minimieren. Aber strengen Sie sich dabei nicht an, kämpfen Sie nicht um oder gegen etwas (gegen das Denken, um Erleuchtung etc.). Wenn Ihre Konzentration wieder ins Denken abgleitet, dann registrieren Sie das gelassen und fokussieren sie wieder auf die Atmung. Und immer wieder. Lassen Sie sich nicht frustrieren – den meisten Menschen fällt es sehr schwer, das Denken längere Zeit zum Schweigen zu bringen und tiefere Formen der meditativen Versenkung zu erreichen. Wahre Meisterschaft braucht hier Monate oder Jahre täglichen Übens. Fürs Erste genügt es, wenn Sie zur Ruhe kommen, zu sich finden, eine gewisse Entspannung erfahren und Geschmack finden an einer solchen Reise in Ihr Inneres. Versuchen Sie, in kleinen Schritten auf eine Übungszeit von einmal täglich 20 Minuten zu kommen. Sofern Sie sich entschließen, diesen Weg weiterzugehen, sollten Sie einen Lehrer oder zumindest ausführlichere Anleitungen hinzuziehen (zum Beispiel Bodian 2011, Kabat-Zinn 2013, Ott 2010).

- Versuchen Sie, auch im Alltagsstress immer mal wieder für einen Moment innerlich aus der Situation auszusteigen, tief ein- und dann langsam unter »Schwermachen« des Körpers auszuatmen (wobei sich die Muskeln entspannen). Halten Sie das Denken für einige Sekunden an, indem Sie sich mit Achtsamkeit auf eine langsame Bauchatmung konzentrieren, und seien Sie für einige Sekunden ganz selbst und in Ihrer Mitte.

Flow und innerer Reichtum

Achtsamkeit beinhaltet weitgehende Ichlosigkeit. Wenn wir in der Ruhe achtsam sind, führt uns das an das heran, was Meditationsmeister als »Satori« oder »Samadhi« suchen (ohne dass ich eine Aussage darüber machen kann, ob dies mit einem Zugang zu besonderem Wissen im Sinne von »Erleuchtung« verbunden ist oder nicht). Wenn wir im Tun achtsam sind, erleben wir die schon erwähnten Flow-Momente. Als Flow hat der ungarisch-amerikanische Psychologe und Glücksforscher Mihaly Csikszentmihalyi jene Zustände gelingenden Tuns bezeichnet, in denen wir vollständig im Handeln aufgehen, wobei wir uns selbst und die Zeit vergessen (Csikszentmihalyi 1993). Dies passiert bei eher anspruchsvollen Tätigkeiten, die unsere volle Konzentration erfordern, sie dürfen weder zu stressig noch zu langweilig sein. Beispiele wären: segeln oder bergklettern, Schach oder Klavier spielen, ein spannendes Buch über Geschichte oder Philosophie lesen, tanzen oder Tai-Chi üben, Handwerkstätigkeiten oder berufliche Tätigkeiten wie das chirurgische Operieren.
Flow ist heilsam für die Seele. Zumindest auf der psychischen Ebene gewinnen wir mehr Energie, als wir verbrauchen, wir tanken auf (selbst wenn man auf der körperlichen Ebene zwischenzeitlich etwas erschöpft sein sollte). Entsprechend fand Csikszentmihalyi in seinen Untersuchungen heraus, dass Menschen, die ihr Leben als glücklich erleben, sehr oft am Tag Flow-Momente haben. Nach der Vollendung einer handwerklichen Arbeit oder eines spannenden Schachspiels, nach dem Spielen eines Klavierstücks oder dem Abschluss eines wichtigen Buchkapitels, gleich ob man es nun gelesen oder selbst geschrieben

hat, kann man eine tiefe Zufriedenheit spüren, die Stunden oder sogar Tage anhält.

Günstig für Flow sind klare Ziele, die unserem Tun Struktur und Richtung geben. Und natürlich Wissen und Können. Je besser ich tanzen, Klavier oder Schach spielen kann, desto schneller und öfter komme ich dabei in Flow. Je mehr geschichtliches Hintergrundwissen ich habe, desto intensiver kann ich einen historischen Roman genießen.

Je mehr kulturellen Reichtum ich mir insgesamt angeeignet habe, desto größer und vielfältiger ist meine Innenwelt. Je umfassender und reicher meine Innenwelt ist, desto wohler fühle ich mich in ihr und kann zur Not auch allein in ihr und aus ihr heraus leben. Ich kann mit Zeiten der Muße und des Alleinseins viel mehr anfangen. Ja meine Innenwelt und mein Selbst fordern nun geradezu ihre Rechte ein, es wird ein Bedürfnis spürbar nach Muße und Alleinsein (wodurch Abgrenzung und Neinsagen leichter fallen und spontaner erfolgen). Ich folge entspannt dem Eigenlauf meiner Gedanken und Gefühle, mein Selbst ordnet sich von sich aus neu, ich gewinne wie aus dem Nichts jede Menge neuer Ansichten, Einsichten und Ideen. Oft sind auch Lösungen für wichtige Lebensprobleme dabei, die ich nie gefunden hätte, wäre ich im Hamsterrad weitergelaufen. Deshalb heißt es: »Wenn du es eilig hast, gehe langsam.« Je größer mein innerer Reichtum an Begriffen, Analogien, Konzepten und Theorien ist, desto leichter fällt es mir, mich selbst und meine Umwelt – die Natur, die anderen Menschen und die gesellschaftlichen Prozesse – zu verstehen. Und Verstehen fördert Liebe und erleichtert es, die Dinge zu akzeptieren, die unveränderliche Tatsachen sind. Zur Not hat man dann die Möglichkeit, in Phasen der Stagnation und des Rückschritts allein aus der verstehenden Betrachtung des Weltenlaufs emotionalen Gewinn zu ziehen, und sei es nur in Form einer »bitteren Süße der Resignation«. Schon in der Antike galt eine solche *vita contemplativa* als vorrangig vor einer *vita activa*. Ja, zeitweise kann man vielleicht sogar aus einer schnöden Realität in Phantasiewelten entfliehen. Ich beneide da immer Menschen wie Karl May oder John R.R. Tolkien, die sich im Geiste ihre eigenen Welten erschufen und wohl während eines beträchtlichen Anteils ihrer Lebenszeit in ihnen glücklich waren.

Achtsamkeit, Meditation, Beten, perfekte Bewegungsabläufe, perfekte Gedankenabläufe, Konzepte, die ein widerspruchsfreies Verstehen der Welt ermöglichen, Phantasieuniversen, die gemäß eigenen Wünschen funktionieren – durch Dinge dieser Art gewinnt unsere Innenwelt an Ordnung, und die Zunahme der psychischen (und körperlichen) Ordnung wird immer mit positiven Gefühlen und Energiegewinn belohnt. Deshalb sind innerer Reichtum und Zeiten kreativer Muße für das Auftanken so wichtig. Die inneren Betätigungs- und Entwicklungsmöglichkeiten sind hier so vielfältig, dass Gewöhnung und Überdruss kaum eine Chance haben. Viele dieser Aktivitäten haben keine oder nur geringe materielle äußere Voraussetzungen. Deshalb gewinnen wir durch sie an Unabhängigkeit und innerer Freiheit.
Man kann all dies in der Freizeit als Hobby um seiner selbst willen betreiben. Noch besser wäre es aber, wenn sich ein Teil davon entfalten kann in einem Rahmen, in dem die Schwerpunkte der ureigenen Interessen, Talente und Stärken liegen, der aber auch orientiert ist an Sinn und Nützlichkeit für andere Menschen und das Gemein-

wohl. Schon Friedrich Nietzsche wusste: Wer ein Warum zu leben hat, erträgt fast jedes Wie.

In diesem Sinne wäre es ideal, wenn es gelänge, Hobby und Beruf und/oder ehrenamtliche Engagements wenigstens teilweise zur Deckung zu bringen: der Traumtänzer, der als Schriftsteller überleben kann, der Gourmet, der als Restaurant-Kritiker genug verdient, die Leseratte, die Literaturkritikerin wird. Empfehlenswerte Bücher zum Thema Glück und Lebenszufriedenheit: Haidt 2011, v. Hirschhausen 2013, Bastian 2010.

Selbst und Welt sind reicher als unser Ich

Wenn man die oben skizzierten inneren Quellen von nachhaltiger Lebenszufriedenheit im Laufe seines Lebens ausreichend entwickelt, dann wird die Außensituation immer unwichtiger für das eigene Glück. Vor allem auf dem anfänglichen Weg dorthin kann es aber immer wieder einmal vorkommen, dass man in Sackgassen gerät, Sackgassen, in denen es äußere Zwänge schwermachen, sich anders zu positionieren, Sackgassen, in denen man über Jahre im Leerlauf fährt oder sich festfährt, sich erschöpft und dann auch nicht mehr die Kraft für eine Neuaufstellung hat, selbst wenn sie möglich wäre. Gerade im Burnout liegt oft eine solche Situation vor. Wenn man nicht gelernt hat, mit sich und solchen Situationen umzugehen oder den »Point of no return«, an dem man noch hätte aussteigen können, verpasst hat, dann kommen die besprochenen Teufelskreise in Gang. Am Ende zieht man sich zurück, Teile des Selbst schalten sich ab, die Kreativität friert ein, man gerät in eine verarmte Tunnelblick-Wirklichkeit, in der man vergessen hat, wie sich ein erfülltes Leben anfühlt, in der man sich nicht vorstellen kann, dass es noch einmal anders werden könnte.

In einer solchen Situation kann es sinnvoll oder gar notwendig sein, die Außenwelt als Impulsgeber zu nutzen und die Lebenssituation radikal zu wechseln, zeitweise oder dauerhaft: Urlaub einreichen, in eine psychosomatische Klinik oder zur Kur gehen, ein Sabbatical nehmen, Wohnort, Beruf oder Firma wechseln, Lebensstil und -ausrichtung ändern und zum Beispiel ins Kloster oder zu einer Hilfsorganisation in die Dritte Welt gehen, zur Not auch Haus, Hof und Familie verlassen.

Hier geht es nicht um eine geplante Lebensveränderung, der man aufgrund vernünftiger Kriterien oder probeweiser Ersterfahrungen eine hohe Erfolgswahrscheinlichkeit zusprechen könnte. Hier geht es darum, in einer Situation der dauerhaften inneren Leere und Orientierungslosigkeit, in einer Situation des Nicht-mehr-Weiterwissens einfach irgendwie die Lebenssituation zu wechseln, auch dann, wenn man keinerlei Anhaltspunkte und Hoffnung dafür hat, dass das etwas bringen könnte. Hier gilt nach Lichtenberg: »Es ist nicht gesagt, dass es besser wird, wenn es anders wird. Wenn es aber besser werden soll, muss es anders werden.« Es gilt, sich vom Verstand her klarzumachen: Ich bin nicht mein zurzeit verarmtes Ich. Mein Selbst ist sehr viel reicher, sehr viel wissender und kompetenter, als ich es derzeit auf der Ich-Ebene zu erleben vermag. Wenn ich dieses Selbst mit einer neuen Welt in Wechselwirkung bringe, dann sind die Chancen groß, dass daraus etwas Neues entsteht, das ich mir vom Hier und Jetzt aus gar nicht vorstellen kann (und das man auch mit keiner Formel vorausberechnen könnte). Mit großer Wahrscheinlichkeit wird sich dieses Neue besser anfühlen als mein Leben jetzt. Zur Not kann man dabei sogar nach dem Zufallsprinzip vorgehen, wie Lara Sanders, die spontan aus ihrem »Leben wie auf Schienen« ausbrach, per Handy kündigte, zum Münchner Flughafen fuhr und sich vornahm, den Flug Nr. 10 auf der Anzeigetafel zu buchen. Die Sache ging positiv aus – siehe Info-Box 5.

Machen Sie sich immer wieder bewusst, dass Sie frei sind, genauso frei wie Frau Sanders. Sie sind nicht wirklich in Zwängen. In Wirklichkeit ist es allein eine Frage des Preises. Intuitiv ist Ihnen der Preis für einen »Ausbruch« immer zu hoch erschienen. Hinzu kamen Gewohnheit, Trägheit, Unwissenheit bezüglich Ihrer Lebensalternativen, dann die Einengung im sich allmählich verstärkenden Burnout – aus alldem entsteht dann der Eindruck, in unausweichlichen Zwängen festzusitzen. Doch das stimmt nicht. Menschen sind immer, zumindest innerlich, frei. Menschen tun immer, was sie wollen, und zahlen den Preis dafür (Sprenger 2016). Ob sie sich dessen bewusst sind oder nicht. Machen Sie sich klar: Für Ihr Verbleiben in Ihren Zwängen sind Sie auch gerade dabei, Ihren Preis zu entrichten: Sie zahlen mit Ihrem Glück, Ihrer Gesundheit, und mancher zahlt am Ende sogar mit seinem Leben. Dieser Preis ist hoch, sehr hoch. Wollen Sie ihn wirklich zahlen?

Sich das Recht auf Glück und Selbstverwirklichung einräumen: Prinzip Selbstverantwortung

Aber dürfen wir das denn: einfach kündigen, Eltern und Freund anrufen – und wegfliegen, wie Frau Sanders das getan hat? Haben wir das Recht dazu? Sind wir auch im moralischen Sinne frei für ein solches Handeln? Meine Überzeugung ist: Ja, wir sind es. Wir sind es im Prinzip immer, und wenn es um unser Leben geht, sollten wir von dieser Freiheit auch Gebrauch machen.

Wenn Glück und Lebenserfüllung, wie dargestellt, überwiegend aus inneren Quellen kommen, dann leitet sich daraus das Prinzip Selbstverantwortung ab: Für sein Glück kann nur ein jeder selbst verantwortlich sein. Eine dauerhafte und tiefe Lebenserfüllung können wir weder als Geschenk von anderen erwarten noch anderen geben. Und in einer Gesellschaft mit noch halbwegs intaktem Sozialstaat sind wir auch nicht für den Lebensunterhalt anderer verantwortlich (mit Ausnahme von Kindern bis zur Volljährigkeit und in deutlich abgeschwächter Form für alte oder kranke Eltern/Geschwister oder Partner, mit denen man lange zusammengelebt hat).

Wenn es um Ihr Leben geht, können Sie Ihren Angehörigen vieles zumuten: dass Ihr Partner wieder arbeiten geht, zur Not auch erst einmal zu ungewohnt schlechten Konditionen, dass die Firma aufgegeben und eine Einschränkung im Lebensstandard hingenommen wird, dass das Haus verkauft wird, dass die Kinder ihr Studium selbst finanzieren, dass die Eltern einen Pflegedienst oder einen Heimplatz akzeptieren etc. Wenn es um Ihr Leben geht, dann müssen Sie Ihren Angehörigen Dinge dieser Art zumuten. Und wenn das nicht akzeptiert wird oder die Beziehungen aus anderen Gründen sehr zerrüttet sind, dann können Sie Ihre Familie sogar verlassen, zumindest zeitweise. Viele Menschen neigen zum Schwarz-Weiß-Denken und zum Denken in absoluten und abgeschlossenen Szenarien. Entweder man bleibt zusammen, oder man trennt sich. Stattdessen sollten wir lernen, mehr in offenen Prozessen zu denken und zu leben. Dazu gehört auch, etwas freier mit dem Abstand umzugehen. Wenn die Probleme in einer engen Beziehung über lange Zeit nicht aufzulösen sind oder sich verschärfen, dann sollte man, ehe man sich trennt, erst einmal auf Abstand gehen (was zumeist getrenntes Wohnen erfordern wird). Wenn das die Lösung von Problemen und eine Wiederannäherung ermöglicht, ist es gut, wenn nicht, weiß man, dass Trennung der richtige Schritt ist. Mehr Abstand und mehr Autonomie sollten immer möglich sein, und die Fähigkeit dazu unter Beweis zu stellen und zu stärken ist eigentlich auch immer gut. Das ist für jeden Einzelnen eine positive Wachstumsaufgabe und für die Beziehung ein Test auf ein substanzielles Fundament. Menschen haben keine Besitzrechte aneinander und sollten deshalb einander nicht »brauchen«. Beziehungen sollten nicht nur sich selbst zum Inhalt haben, sondern geteilte Werte, Interessen und Ziele, die über die bloße Zweisamkeit hinausweisen. Und das könnte und sollte eigentlich Bestand haben, unabhängig davon, wie man die persönliche Beziehung definiert. Dieses Fundament fehlt bei dem Partner, der nach dem ersten Schmerz an Haltungen wie der folgenden festhält: »Wenn du jetzt gehst, dann ist das für immer, und ich will dich nie wiedersehen!« Und dann ist es vielleicht auch gut, wenn man sich nicht wiedersieht.

Glück als Existenzaufgabe

Und was ist mit unseren Verpflichtungen gegenüber der Gesellschaft? Gegenüber der Firma oder der Behörde? Sind wir denn nicht zur Pflichterfüllung erzogen worden? Was sind wir denn noch wert, wenn wir unsere Leistung nicht mehr erbringen? Haben wir denn nicht auch von den anderen immer 110 Prozent gefordert? Wie stehen wir denn da, wenn wir das jetzt selbst nicht mehr schaffen?

Nun, hier gilt es, das eigene Wertesystem vom Kopf wieder auf die Füße zu stellen. Natürlich – aus dem Alltag sind wir es gewohnt, Dingen nur dann einen Wert zuzuerkennen, wenn sie eine Funktion in einem übergeordneten Zusammenhang erfüllen. Ein Arbeitnehmer muss zur Firma beitragen, eine Firma zur Volkswirtschaft, ein Volk zur Weltkultur und so weiter. Und so weiter? Es geht eben nicht weiter! Welche Funktion sollte die Menschheit oder das Leben als Ganzes im erkennbaren Universum haben? Sollen wir die Sterne polieren, auf dass sie noch heller erstrahlen? Für die Menschheit und das Leben gibt es keinen übergeordneten Funktionszusammenhang. Das kann aber nur bedeuten: Das Leben ist Selbstzweck! Und das wiederum heißt: Das Leben muss aus sich heraus Freude machen. Wir sind auf der Welt, um glücklich zu sein. Das ist unsere wichtigste Existenzaufgabe.

Pflichterfüllung, Leistung, Perfektion – all das ist gut und kann ein zentraler Beitrag zum Wohlbefinden sein, sofern das rechte Maß nicht überschritten wird. Und das passiert leider oft, bis zu einer völligen Umkehr von Zweck und Mittel: Wir leisten dann nicht mehr, um zu leben, wir leben, um zu leisten. Wissenschaft, Technik und Wirtschaft

wurden dereinst geschaffen, um uns das Leben leichter und schöner zu machen. Doch im Laufe der Zeit ist daraus eine sozioökonomische Megamaschine entstanden, die nicht mehr uns dient, der vielmehr wir dienen, ja, die uns regelrecht versklavt. Nicht wenige Sklaven der Leistungsgesellschaft haben völlig vergessen, wie sich Muße anfühlt, haben verlernt, Zeit mit sich selbst zu genießen, haben den Kontakt zu ureigenen Interessen und Bedürfnissen verloren. Hier gilt es, die überzogenen Werte unserer Leistungsgesellschaft zu relativieren, sie innerlich ein Stück auf Abstand zu rücken und die Zweck-Mittel-Relation wieder ins Lot zu bringen.
Das Glück des Einzelnen ist der Wert, der Großveranstaltungen wie »Gesellschaft« oder »Leben« letzten Endes Sinn gibt. Eine Gesellschaft, in der sich alle im wechselseitigen Hilfsdienst aneinander oder im Kampf um Leistungskennziffern aufopfern und in der niemand mehr glücklich ist, wäre ein ziemlich sinnloses Treiben. Der gesunde Egoist, der hier als Erster ausbricht, wäre nicht ein Versager, sondern der wahre Held.

Haben Sie also den Mut, sich Ihrer Freiheit zu bedienen! Haben Sie den Mut, Ihr Recht auf Glück und Lebenserfüllung einzufordern und es sich zu nehmen!
Und? Wie steht es bei Ihnen jetzt ganz konkret damit? Haben Sie sich schon in irgendeiner Form Ihre Pause organisiert? Sie trauen sich noch nicht? Gedanklich können Sie es nachvollziehen, aber Sie können es noch nicht fühlen? Im Kopf ist es, aber noch nicht im Bauch? Dann müssen Sie in kleinen, aber systematischen Schritten daran arbeiten, aus einleuchtenden Gedanken verinnerlichte Überzeugungen zu machen. Wie wäre es, wenn Sie sich zumindest ein freies verlängertes Wochenende freischau-

feln würden? Dann könnten Sie zum Beispiel mal einen der Lebensberichte von den Menschen lesen, die ich Ihnen in der Info-Box 5 kurz vorstelle. All diese Menschen sind mehr oder weniger radikal »ausgestiegen« und haben überwiegend gute bis sehr gute Erfahrungen damit gemacht. Die meisten sind mit ihrem einfach-alternativen Leben glücklicher, als sie es zuvor im Hamsterrad waren. Es ist sehr hilfreich, sich solche Lebensformen einmal im Detail anzuschauen. Wie würde es mir wohl damit gehen, wenn ich mich da hineinversetzte? Wäre es vorstellbar, sich auch in so ein Leben einzugewöhnen? Und wenn nicht in eines der dargestellten Szenarios – fallen Ihnen abgewandelte Lebensformen ein, die vorstellbar wären? Aber damit sind wir schon fast bei der Übung, die ich Ihnen gleich vorschlagen werde, auch dies eine Aufgabe für Ihr verlängertes Wochenende. Im Übrigen können Sie auch selbst mal unter Stichwörtern wie »einfaches Leben«, »Aussteigen« oder »Downshifting« im Internet nach Büchern suchen – es gibt eine Fülle davon.

Aussteigen und Ankommen

Hier möchte ich Ihnen einige Menschen vorstellen, denen es gelungen ist, aus ihrem alten Leben auszubrechen, sich auf neue, selbstgemäßere Werte hin zu orientieren und dabei mehr Glück und Erfüllung im Leben zu finden. Ihre Erfahrungen haben sie jeweils in Büchern beschrieben, die ich Ihnen zur Lektüre empfehlen kann. Immer geht es darum, das Streben nach Luxus, Status und Macht loszulassen und sich auf kulturelle Werte, Mitmenschlichkeit und das Erleben des Hier und Jetzt hin zu orientieren. Es ist hilfreich zu wissen, dass solche Lebensmodelle funktionieren können. Wir alle haben genügend Lern- und Anpassungspotenzial, auch unter einfachsten Lebensbedingungen zu innerer Zufriedenheit zu finden.

Master Han Shan (Hermann Ricker)

Als der erfolgreiche Unternehmer Hermann Ricker einen schweren Autounfall unverletzt überlebt, sieht er sich mit existenziellen Fragen konfrontiert: Lohnt es, für die Anhäufung von Geld im Hamsterrad zu leben? Schon länger von der Lehre Buddhas fasziniert, entschließt er sich, Mönch zu werden. Er verschenkt seine Firmen an seine Mitarbeiter und zieht sich mit einem Moskito-Zelt und einem Vorrat Instant-Nudeln auf eine unbewohnte Insel in Thailand zurück, um wahres Wissen und Glück in Askese und meditativem Rückzug zu finden. Heute ist er bemüht, als Mittler zwischen Ost und West zu dienen, hält Vorträge und betreibt ein Meditations-Zentrum in Thailand.

Buch: Wer loslässt, hat zwei Hände frei.
Mein Weg vom Manager zum Mönch. Köln 2011.

Heidemarie Schwermer

Aus einer kritischen Haltung zur Konsumgesellschaft heraus hatte die ehemalige Lehrerin Heidemarie Schwermer einen Tauschring gegründet, in dem Dienstleistungen ausgetauscht werden, verrechnet nach einem Punktesystem, das sich überwiegend an der aufgewandten Arbeitszeit orientiert. 1996 beschließt sie dann, den radikalen Versuch zu wagen,

…anz ohne Geld zu leben. Sie wohnt in den Häusern länger verreister Tauschring-Partner und gießt die Blumen. Führt den Hund des Nachbarn aus für ein Mittagessen, putzt in einer Computer-Firma und darf dafür einen PC benutzen etc. Seit sie Rentnerin ist, finanziert sie sich aus ihrer Rente immerhin eine Krankenversicherung, den Rest des Geldes verschenkt sie. Sie äußert immer wieder, mit diesem alternativen Lebensmodell glücklicher und »reicher« zu sein als in ihrem Leben davor.

Buch: Das Sterntalerexperiment.
Mein Leben ohne Geld. München 2003.

Lara Sanders …

… sitzt in der Straßenbahn zur Arbeit, als sie wieder einmal heftig von Überdruss in Bezug auf ihr als eintönig und einengend empfundenes Leben geschüttelt wird. Sie fasst den mutigen Entschluss, sofort radikal auszusteigen. Per Handy kündigt sie ihren Job bei einer TV-Produktionsfirma, meldet sich bei ihrem Ehemann und den Eltern ab, steigt in die Tram zum Münchner Flughafen und beschließt, einfach den 10. Flug auf der Anzeigetafel zu nehmen. Er geht nach Fort-de-France auf Domenica, ein Eiland der Kleinen Antillen. Zufällig trifft sie dort auf einen betagten Eigenbrötler, der ihr auf einem gewagten Dschungeltrip in einer kritischen Situation weiterhilft. Der ehemalige Pilot lebt allein im Dschungel und arbeitet unbeirrbar an seinem letzten Lebenstraum: sich ein eigenes Flugzeug zu bauen. Diese Besessenheit, dieses scheinbar sinnlose Unterfangen, mitten im Urwald auf einer kleinen Insel aus eigener Kraft den Traum vom Fliegen zu realisieren, fasziniert Lara. Sie begleitet die weiteren Schritte mit der Kamera und macht über das letztlich erfolgreiche Projekt einen Dokumentarfilm, der einige Preise erhält. Danach gründet sie in München ihre eigene Filmvertriebsfirma und hat jetzt sehr viel mehr als früher das Gefühl, Dinge zu tun, von denen sie überzeugt ist.

Buch: Einfach davongeflogen.
Mein Ticket in ein neues Leben. München 2011.

Michael Holzach ...

... ist Journalist und bricht im Jahre 1980 mit seinem Hund auf, um Deutschland zu Fuß und ohne Geld zu durchwandern. Knapp sechs Monate lang schlägt er sich durch, von Hamburg bis Lindau und wieder zurück, bepackt nur mit einem Rucksack, der das Allernötigste enthält wie Regencape, Schlafsack, Kochgeschirr und Zahnbürste. Für Nahrung und Unterkunft bettelt er, wenn es sein muss, oder arbeitet, wenn es möglich ist: Laub harken, Stallarbeit oder Tiere hüten. Natürlich macht er auch schlechte Erfahrungen, es gibt Zeiten des Hungerns und des Frierens. Aber es geht, er kommt durch. Man kann einfach sein Bündel schnüren und frohen Mutes loslaufen. Zum Schluss aber resümiert er: »Ich fühlte mich überlegen und sauwohl, als Wanderer zwischen den Welten, der überall zu Hause ist. Vorgestern Penne, gestern Zirkus, heute Einfamilienhäuschen – in diesem Spannungsverhältnis lebt es sich wie im Rausch, schwebend, ungebunden, frei, weil man in Gedanken schon immer woanders ist, selbst die schlimmsten Entbehrungen lassen sich in einem solchen Zustand aushalten, sind sie doch selbstgewollt ... In einem Hochgefühl wie jetzt ... habe ich vor nichts mehr Angst, kann mich nichts mehr schrecken, und an Hamburg und die Folgen denke ich jetzt mal lieber nicht.« (S. 232). Sie könnten immerhin mal den Jakobsweg gehen, um einen Teil auch Ihrer Ängste zu verlieren.

Buch: Deutschland umsonst.
Zu Fuß und ohne Geld durch ein Wohlstandsland.
Hamburg 1993.

Jan Grossarth ...

ist FAZ-Wirtschaftsredakteur und veröffentlicht 2011 ein Buch über alternative Entwürfe des einfachen Lebens. Über ein Vierteljahr besucht er 13 Aussteiger(-gemeinschaften) und widmet ihnen je ein Buchkapitel: Eremiten, die von der Schaf- oder Beerenzucht leben, Pärchen auf selbstversorgenden Bauernhöfen, Mönche und Nonnen, Ökodörfer, spirituelle Gemeinschaften, ja sogar einen wiederbegründeten matriarchalen Keltenstamm. Sein Resümee fasst er in zwei »Nicht-Erkenntnissen« zusammen: Erstens: Es war gar nicht so schlimm. ... Alternative Lebensformen haben auch Vorteile. Und vielleicht funktionieren sie ja auch mal für mehr Menschen als bisher. ... Zweitens: Es war nie langweilig. Durch die Begegnung mit den Menschen, die auf Netz und doppelten Boden verzichten, geht es mir zudem so, dass ich kaum einer Sicherheit mehr traue. Das war früher anders. Es hat mich angesteckt. Ich glaube, jetzt ist es besser. Und waren die Leute wirklich glücklich? Wahrscheinlich ist die Frage schon falsch. Glück ist so flutschig wie ein Aal. Und niemand kann es machen. Wer das Gegenteil behauptet, dessen Verständnis von Glück teile ich nicht, denn die Kehrseite des Glücks ist vielleicht die Tragik, die beiden scheinen miteinander rätselhaft verbunden zu sein. Beide sind häufiger bei den Lebendigen zu finden und selten bei den lebenden Toten, die ich am Anfang meiner Reise ›Bürger‹ genannt habe. Zwar empfand ich die Lebenssituation einzelner Aussteiger als durchaus tragisch. Sie sind aber dafür vielleicht auch manchmal glücklich. Weil man Glück nur empfangen kann. Und wer sich absichert, hat oft Empfangsstörungen.« (S. 314)

Buch: Vom Aussteigen und Ankommen.
Besuche bei Menschen, die ein einfaches Leben wagen.
München 2011.

Worst-Case-Szenarios:
Vier Wochen aussteigen

Eine wichtige Möglichkeit, die eben dargestellten Erkenntnisse hilfreich auf Ihre Situation anzuwenden, besteht in der Erarbeitung eines Worst-Case-Szenarios. Der beschriebene Teufelskreis der Vermeidung wird dabei durchbrochen. Man fragt sich, was in der gegebenen Situation schlimmstenfalls passieren könnte, und konfrontiert sich damit: Welche Konsequenzen wären im äußersten Fall zu erwarten? Wie wahrscheinlich sind diese Konsequenzen, und wie schlimm wären sie wirklich? Dann stellt man sich vor, diese schlimmstmöglichen Konsequenzen seien wirklich eingetreten. Man malt sich nun die Auswirkungen detailliert für alle Lebensbereiche aus und denkt sich in diese neue Lebenssituation ganz konkret hinein: Wie würde ich mich wohl fühlen? Vor dem Hintergrund der besprochenen großen Anpassungsfähigkeit unserer Psyche: Würde ich mich nicht doch irgendwie eingewöhnen? Zumindest nach einer Übergangszeit, in der es mir vielleicht wirklich nicht gutgeht? Gibt es andere Menschen, denen Ähnliches passiert ist? Wie kommen die mit ihrem Leben zurecht? Hätte das nicht vielleicht sogar positive Seiten? Würden sich neue Entwicklungsmöglichkeiten auftun? Auf welchen Wegen ließe sich aus der Krise vielleicht sogar eine Chance machen? Wie könnte und würde ich mich konkret verhalten? Lassen sich nicht vielleicht schon heute Vorkehrungen treffen, die dann in einer solchen Situation Handlungsmöglichkeiten eröffnen würden (zum Beispiel alte Bekanntschaften wieder auffrischen, die neue Berufseinstiege eröffnen könnten)? Unabhängig davon, wie es konkret weitergeht: Sollte ich nicht in Zukunft mein Leben immer so gestalten, dass jederzeit ein »Plan B« verfügbar ist?

Sollten Sie an einem leichten bis mittelschweren Burnout leiden, haben Sie gute Chancen, dass eine kürzere Auszeit von vier bis sechs Wochen für eine ausreichende Erholung und Neuorientierung genügt. Stellen Sie sich nun vor, Sie würden sich vier Wochen krankschreiben lassen, um in eine psychosomatische Klinik zu gehen (mit der Option, auf sechs Wochen zu verlängern). Was könnte das schlimmstenfalls für Konsequenzen haben? Müssten Sie damit rechnen, in Ihrer Firma oder Behörde auf die »Abschussliste« zu geraten?

Nun, bei den meisten von Ihnen wird das unrealistische Panikmache sein. Man wird vielleicht nicht gerade erfreut sein, und vielleicht wird der eine oder andere Kollege oder Vorgesetzte auch eine kritische Bemerkung fallenlassen. Aber letztendlich wird man schon wissen, was man an Ihnen hat: einen Mitarbeiter, der in besonderem Maße pflichtbewusst, verantwortungsvoll und engagiert ist. Man wird Sie nicht verlieren wollen wegen einer Krankheitszeit, die auch andere Kollegen zum Beispiel wegen eines Skiunfalls schon in Anspruch genommen haben. Und die Diagnose Burnout ist ja inzwischen vielerorts ebenso »akzeptiert« wie eine körperliche Erkrankung – für den Fall, dass Sie offen damit umgehen wollen. Und wenn das möglich ist, sollten Sie es auch tun. Zu schweigen oder eine komplizierte Legende aufzubauen und widerspruchsfrei durchzuhalten ist anstrengend und gibt zu Monstergerüchten Anlass, wenn es auch nur ein wenig unglaubwürdig wirkt.

Unter anderem die folgenden Punkte würden für »entwaffnende Offenheit« sprechen: Sie haben ein gutes Verhältnis zu den wichtigsten Kollegen und Vorgesetzten (und es sind nicht gerade »Feinde« auf der Suche nach »Material« gegen Sie, weil eine wichtige Weichenstellung ansteht, bei der Sie eine Schlüsselrolle spielen); es herrscht eine reife, geistig differenzierte Unternehmenskultur; die Kreise, die die Information ziehen würde, sind überschaubar und potenziell kontrollierbar (Sie könnten im Prinzip notfalls mit jedem persönlich sprechen, der davon erfahren kann); mit ähnlichen »Fällen« wurde in der Vergangenheit eher positiv umgegangen; Sie sind in einer insgesamt recht unangefochtenen und schwer ersetzbaren Position; in den nächsten ein bis zwei Jahren stehen keine Beförderungen oder ähnliche Veränderungen an, die Ihnen persönlich sehr wichtig sind.

Wenn Sie sich entscheiden, offen mit Ihrem Problem umzugehen, ist es ganz wichtig, dass Sie selbst eine positive Haltung dazu verinnerlichen: »Ich habe mich im Interesse der Firma und unserer Kunden überlastet. Wie jeder andere Mensch habe auch ich Grenzen der Belastbarkeit. Ich habe in einer schwierigen Druckphase einfach den kritischen Punkt zum Neinsagen verpasst. Ihr müsst euch jetzt nicht unbedingt für meinen Opfermut bedanken, aber akzeptiert bitte, dass ich nun zum Ausgleich eine Pause brauche. Das ist kein Ruhmesblatt, aber auch kein unverzeihlicher Fehler. Es ist eine wichtige Erfahrung, aus der ich für die Zukunft lernen werde.« Wenn Sie aus einer solchen Haltung heraus auf Ihr Umfeld zugehen, fördern Sie dort eine ähnliche Sichtweise. Wenn Sie dagegen mit sich hadern, sich Ihren Burnout als Schwäche und Versagen selbst ankreiden, tragen Sie dazu bei, dass auch die anderen das so sehen. Gehen Sie also positiv und selbstbewusst damit um! Bei einigen meiner Patienten ging das so weit, dass sie nach ihrer Rückkehr ins Arbeitsleben für die Kollegen einen Vortrag oder einen Workshop zum

Themenkreis Burnout/Selbstsorge/Gesunderhaltung angeboten haben. Sollten Sie unsicher sein, wie viel Offenheit Sie sich leisten können – vielleicht wäre es möglich, sich mit einer kundigen Vertrauensperson zu beraten? Mit einem befreundeten Kollegen, einem Betriebs- beziehungsweise Personalratsmitglied, mit dem Betriebsarzt oder -psychologen oder gar mit einem menschlich integren Vorgesetzten?

Im Übrigen muss man vor Klatsch und Tratsch auch nicht allzu viel Angst haben. Das gehört leider bis zu einem gewissen Grad zur menschlichen Natur (Dunbar 1998). In den meisten Organisationen reden die meisten Anwesenden über die meisten Abwesenden immer auch mal schlecht. Oft ohne dass es wirklich so böse gemeint ist, wie es manchmal klingt. Wir Menschen sind keine monolithischen Einheiten. Unsere Psyche umfasst widersprüchliche Tendenzen, zu denen auch moralisch zweifelhafte gehören (Missgunst, Schadenfreude, eine Disposition zur Fremdenfeindlichkeit etc.). Wenn wir in unserer Mitte sind, können wir uns von diesen Tendenzen lösen, aber das sind wir eben nicht immer. Und so kommt es, dass wir manchmal Dinge sagen, für die wir uns später ein bisschen schämen. Wir sollten uns in diesen Dingen wechselseitig ein wenig Kredit geben und nicht alles auf die Goldwaage legen. Das meiste von dem, was andere so daherreden, schädigt Sie nur, wenn Sie sich darüber ärgern. Geben Sie anderen nicht so viel Macht über sich. Im Übrigen: So schnell, wie man Tratschgegenstand wird, so schnell ist man auch wieder vergessen, weil andere Themen in den Vordergrund rücken. Wie heißt es so schön? Die Hunde bellen, die Karawane zieht weiter.

Aus der Krise eine Chance machen: Die Firma wechseln

Sollten Sie aber tatsächlich auf eine Art »Abschussliste« geraten, dann wären durchaus Überlegungen wie die folgenden angeraten: Wenn eine Firma einen Mitarbeiter, der sich über Jahre für sie krank gearbeitet hat, loswerden will, dann zeugt das von einer sehr schlechten, ja unmenschlichen Unternehmenskultur. Sie müssen sich dann die Frage stellen, ob Sie Ihrerseits bei einer solchen Firma beschäftigt sein wollen oder sollten. Wie würde man mit Ihnen erst im höheren Alter umspringen? Nehmen Sie doch Ihr Problem als eine Art Test, ob Sie nicht das Unternehmen wechseln sollten. Und wenn das denn sein müsste, gilt: je eher, und damit je jünger, desto besser.
Machen Sie aus der Krise eine Chance: Welche Optionen hätten Sie in diesem Worst Case? Gibt es berufliche Alternativen? Andere Firmen, zu denen Sie Kontakte haben? Wie ist die Arbeitsmarktlage? Schauen Sie einmal in die Stellenanzeigen. Können Freunde oder Bekannte helfen? Oder wäre es denkbar, die Situation für einen radikaleren Wechsel zu nutzen? Sind Sie schon lange unzufrieden mit Ihrem Beruf und träumen von einem anderen Tätigkeitsfeld, für das Sie begabter sind oder mehr Interesse haben? Käme gar eine neue Ausbildung, ein neues Studium oder der Start in eine Selbständigkeit in Frage?
Oder gehören Sie zu den Selbständigen mit einer kleinen oder mittelständischen Firma? Dann haben Sie wahrscheinlich in noch höherem Maße das Gefühl, absolut unersetzbar und unabkömmlich zu sein. Ohne Sie läuft einfach nichts. Die Angestellten zeigen oft zu wenig Initiative, sind nicht umsichtig und verantwortungsvoll

genug, wissen in manchen wichtigen Dingen nicht genug Bescheid und machen zu viele Fehler. Und im Moment steht ohnehin alles auf der Kante. Jetzt vier Wochen ausfallen – unvorstellbar? Wie schon gesagt – es ist im Grunde eine Preisabwägung: Wenn Sie weitermachen wie bisher, drohen schwere gesundheitliche Schäden, ein sehr viel längerer Arbeitsausfall mit vielleicht wirklich dramatischen Auswirkungen auf Ihre Firma. Besser also, sich jetzt einmal ernsthaft auszumalen, was wirklich passieren würde, wenn Sie »nur« vier Wochen ausfallen. Sie sollten dabei unter anderen die folgenden Punkte einbeziehen:

- Sollten Ihre Mitarbeiter tatsächlich zu wenig Initiative und Kompetenz zeigen, so liegt das mindestens teilweise auch daran, dass Sie zu viel davon entfaltet haben. Wenn es am Ende doch immer nach Ihrer Nase gehen musste, verlieren andere natürlich den Spaß daran, sich den eigenen Kopf zu zerbrechen. Auch Sie waren ja sicher gelegentlich schon überrascht, wie anders es auch geht, wenn sich doch mal ein anderer durchgesetzt hat. Man staunt immer wieder, wie viele Wege nach Rom führen. Die Welt ist ein Uhrwerk, und Sie haben das Gefühl, seine einzige Feder zu sein. Doch der Schein trügt. Die Zahnräder sind selbst kleine Uhren, die aus eigener Kraft ticken, wenn sie müssen.
- Manche Probleme erledigen sich von allein, und bei anderen ist es am Ende nicht schlimm, wenn sie ungelöst bleiben (oder sogar besser). Viele der Aktivitäten, die Sie in den nächsten vier Wochen zu entfalten gedenken, würden ohnehin ins Leere laufen. Im Schnitt bleibt 80 Prozent all dessen, was wir tun, ohne großen Effekt (Pareto-Prinzip, siehe Koch 2008). Setzen Sie strikter

Prioritäten und stellen Sie sicher, dass in der Zeit Ihrer Abwesenheit die wichtigen 20 Prozent erledigt werden.
- Ihre Kunden und auch die sonstige Welt sind meist belastbarer, flexibler und fehlertoleranter, als man denkt, es geht meistens deutlich mehr, als man sich vorstellt. Immer wieder höre ich von Patienten, wie unerwartet entgegenkommend sie Kunden erlebt haben, wenn sie offen und ehrlich auf sie zugegangen sind.
- Wenn Sie in einen Burnout-Prozess hineingeraten sind, muss sich etwas ändern: Sie müssen dauerhaft Ihre durchschnittliche Belastung reduzieren (delegieren, Unwichtiges liegenlassen, noch jemanden einstellen etc.). Manchmal sind solche Veränderungen durch eine »Schocktherapie« (wie eine vierwöchige Abwesenheit) leichter durchzusetzen.

Die Samurai, die mit der Bereitschaft gingen zu sterben, kehren aus dem Kampf zurück: Hartz IV

Und wenn der Laden doch den Bach runtergeht? Sicher gibt es Situationen, für die man so etwas nicht ausschließen kann. Aber dann ist die Rentabilität der Unternehmung womöglich grundsätzlich grenzwertig. Die Drucksituation könnte noch über Jahre fortbestehen, und am Ende würden Sie womöglich auch körperlich noch schweren Schaden nehmen (Stichwort Herzinfarkt). Dann ist Ihr Burnout vielleicht wirklich so etwas wie eine schützende Notbremse. Ohne dass es flapsig klingen soll, gilt dann eventuell: Besser ein Ende (des Unternehmens) mit Schrecken, als ein Schrecken ohne Ende – oder womöglich ein Schrecken bis zum Ende (Ihres Lebens).
Und damit kommen wir nun zu den härteren, »eigentlichen« Worst-Case-Szenarien.
Diese könnten auch eintreten, wenn Ihr Burnout schon bis ins Stadium einer schweren Depression fortgeschritten sein sollte. In solchen Fällen kann es vorkommen, dass der Erholungsprozess deutlich länger als sechs Wochen braucht, schlimmstenfalls bis zu einem Jahr. Nicht alle Arbeitgeber können über so lange Zeit die Stelle »offenhalten«. Nicht jede kleinere Firma könnte eine so lange Zeit ohne ihr Mastermind überleben.
Insbesondere vor einem solchen Hintergrund sollten Sie sich also auch mit dem Worst Case eines Verlustes Ihrer bisherigen Einkommensquelle auseinandersetzen. Was hier dann zumindest für eine gewisse Zeit anstehen könnte, ist: Arbeitslosengeld 1 oder 2 (»Hartz IV«), das Annehmen eines geringer qualifizierten Jobs oder vielleicht

wirklich ein Ausstieg im Sinne eines alternativen Lebensentwurfs (siehe Info-Box 5).
Zweifellos wäre so etwas wohl mit gravierenderen Konsequenzen für Ihre Lebensvollzüge verbunden. Sie würden erstens große Teile Ihres gewohnten materiellen Lebensstandards einbüßen. Wenn Sie es geschickt anstellen, müssten Sie aber, wie besprochen, in einer reichen Region wie Europa nicht unter den Level fallen, der ein halbwegs zufriedenes und erfülltes Leben ermöglicht.
Zweitens könnte es soziale Konsequenzen haben. Einige Ihrer Bekannten oder vermeintlichen Freunde werden Sie vielleicht nicht mehr kennen. Schlimmstenfalls könnten sich sogar Teile der Familie von Ihnen abwenden. Denken Sie an das Prinzip Selbstverantwortung. Versuchen Sie, die Situation im Sinne eines Beziehungstests zu interpretieren: Wer Sie in einer solchen Situation im Stich lässt, ist es nicht wert, dass Sie ihm in Zukunft Zeit und Energie schenken. So hart das klingt: Letztlich gilt das auch für Familienangehörige. Wir haben die Möglichkeit, selbst einen solchen Verlust zu kompensieren, wir können neue Partner und Freunde finden oder zur Not auch allein zufrieden leben.
Und drittens schließlich entfällt eine ganz wesentliche Quelle von Sinn, Selbstverständnis, Selbstwert und Anerkennung. Aber auch und gerade hier haben wir große persönliche Möglichkeiten, für Ausgleich zu sorgen. Wem es gelingt, seinen Lebensunterhalt auf einem sehr einfachen Niveau zu stabilisieren und zum Beispiel weitgehend mit Hartz IV auszukommen, der ist sehr frei in der Wahl eines für ihn sinnvollen Engagements. Ein bekanntes Beispiel für einen solchen Lebensentwurf ist Johannes Ponader, der von April 2012 bis Mai 2013 ehrenamtlich als politischer Geschäftsführer der Piratenpartei

tätig war. Er mag ein bisschen schräg und nicht jedem sympathisch sein, aber ein Lebenskünstler ist er allemal: Als Hochbegabtem hätte ihm möglicherweise eine glänzende akademische Karriere offengestanden. Eine Festanstellung aber wäre ihm mit zu vielen Zwängen und Kompromissen verbunden gewesen. Er hat den Anspruch, vorrangig Dinge zu tun, die er als interessant und sinnvoll empfindet. Und so arbeitet er als freier (Theater-)Pädagoge, Schauspieler, Regisseur, Autor oder eben Politiker. Über längere Strecken lebte und lebt er von Hartz IV. Das findet Ponader aber in Ordnung im Sinne des Konzepts »Bedingungsloses Grundeinkommen«, für das er sich auch politisch einsetzt.

Ganz ähnlich sieht mein persönliches Worst-Case-Szenario aus, wobei der Schwerpunkt eindeutig auf dem Schreiben läge. Seit Jahren trage ich mich mit dem Gedanken, mich einmal an einem Roman zu versuchen. Derzeit trau ich mich da nicht ran, weil es bei unsicherem Ausgang wohl sehr viel Zeit verschlingen würde. Nach einem »sozialen Absturz« aber wäre ich genau für ein solches Projekt frei. Seit ich mir dies klargemacht und konkret ausgemalt habe, schreckt mich der Gedanke an ein solches Ereignis sehr viel weniger (ja in bestimmten Momenten der Frustration wünsche ich es sogar herbei). Und natürlich gibt es noch sehr viele andere Inhalte, die man in einer solchen Situation sinnvoll entwickeln könnte: ehrenamtliche Engagements im Umwelt- oder Sozialbereich, Fotografie oder Malerei, autodidaktische Weiterbildungen in alle mögliche Richtungen, Lebenskünste wie Yoga, Tai-Chi, Meditation oder persönliche Meisterschaft im von mir vorgeschlagenen Sinne (Hansch 2008, 2009). Und all das kann natürlich irgendwann – bewusst geplant oder durch glückliche Umstände befördert – in einen beruflichen Neustart münden. Und im Rückblick auf das Leben würde es dann vielleicht sogar als der große Glücksfall eingestuft, durch den man erst wirklich der werden konnte, der man ist.

Nehmen Sie sich die Zeit und arbeiten Sie einmal ein bis drei solcher Szenarien im Detail aus, die für Sie möglicherweise Bedeutung gewinnen könnten. Viele Menschen erleben es als sehr hilfreich und entlastend, wenn sich herausstellt, dass dann noch immer Möglichkeiten verbleiben, ein erfülltes Leben auf die Reihe zu bekommen.

Manchmal werde ich gefragt, ob ein solches Herangehen nicht im Widerspruch stehe zu den Prinzipien des positiven Denkens. Würden denn Gedanken nicht immer die Tendenz in sich tragen, sich im Sinne selbsterfüllender Prophezeiungen zu verwirklichen? Dann wäre es doch nicht gut, sich diese negativen Dinge allzu genau und intensiv vorzustellen. Oberflächlich betrachtet, könnte es so scheinen, bei näherem Hinsehen aber stimmt das nicht. Es gibt keinerlei Belege dafür, dass allein die reine Gedankenkraft in der äußeren Realität etwas Nennenswertes bewirken könnte. Gedanken können nur real wirksam werden durch Motivation und Verhalten, wozu auch das nonverbale Ausdrucksverhalten gehört (ob Sie zum Beispiel unsicher-verkrampft oder selbstbewusst und locker wirken). Und hier gibt es dann eben die im Punkt »Paradoxe Techniken« schon angesprochenen paradoxen Effekte: Wonach man giert, verfehlt man, was man panisch fürchtet, wird einem zuteil – aufgrund der sich einstellenden Verkrampfungen und Blockierungen. Vor diesem Hintergrund wird auch das oben zitierte japanische Sprichwort verständlich. Die Samurai, die es über sich bringen, den Worst Case, den Tod auf dem Schlachtfeld, als mögliches, ja »normales« Soldatenschicksal positiv anzunehmen, gehen relativ entspannt in den Kampf. Sie werden deshalb schnell und richtig reagieren und haben größere Überlebenschancen als jene Kampfgenossen, die sich angsterstarrt ans Leben klammern.

Es geht nicht darum, pausenlos an den Worst Case zu denken oder ihn gar im Verhalten bewusst anzustreben. Es geht darum, sich einmal mit ihm intensiv und konstruktiv so auseinanderzusetzen, dass er seinen allergrößten Schrecken verliert. Aus der damit geförderten existenziellen Gelassenheit heraus gilt es dann natürlich, sich wieder seinen positiven Zielen zuzuwenden. Im paradoxen Endeffekt sinkt so die Wahrscheinlichkeit, dass der Worst Case tatsächlich eintritt.

Bei der Verfolgung dieser positiven Ziele darf man sich auf der Zielgeraden auch mal mächtig anstrengen, aber grundsätzlich gilt auch hier: locker bleiben und nicht verkrampfen. Wenn die Zielerreichung unrealistisch wird oder der Preis zu sehr in die Höhe geht, sollte man rechtzeitig loslassen können. Manchmal stellt sich der Erfolg dann doch noch unerwartet ein, wenn man wieder locker wird – was man gewinnen will, muss man loslassen, heißt es in Asien.

Und wenn sich die Träume doch nicht realisieren, gilt es, gelassen auf ein weniger gewünschtes Szenario umzuschalten, in dem Bewusstsein: Das Wie ist wichtiger als das Was. »Mit der richtigen inneren Haltung werd ich mich drauf einstellen und auch dieser Situation irgendwann wieder Lebensfreude abgewinnen. Und sollten tatsächlich alle Stricke reißen, dann schnür ich mir ein Bündel, nehm einen Wanderstock und geh einfach frohgemut in die Welt hinaus, ganz so, wie Michael Holzach es seinerzeit getan hat« (siehe Info-Box 5).

Lassen Sie mich abschließend noch eine »Charakterstudie« zitieren, die der Angstforscher Borwin Bandelow zum Besten gibt. Es geht um Sascha G., der, wie Bandelow es treffend formuliert, jede Menge Probleme, aber keine Sorgen hat (im Gegensatz zu vielen anderen, wo es genau andersherum ist). Nun, vielleicht sollten wir nicht ganz so werden wie G., aber ein bisschen mehr »südländische Leichtlebigkeit« würde vielen von uns wahrscheinlich guttun. »Sascha G. jobbt als Kellner in einem Bistro, und man sagt, dass er den besten Cappuccino von Oldenburg macht. Ansonsten ist er auf der ganzen Linie ein Versager. Vor einigen Jahren hatte er seine Lehre als Diplom-Kaufmann abgebrochen. Seitdem arbeitete er nie länger als drei Monate im selben Job. Er hat zwei uneheliche Kinder, aber keinen Kontakt mehr zu den Müttern. Stets ist er gut gekleidet, obwohl er nie Geld besitzt. Von seiner Mutter erbte er ein kleines Häuschen. Vom Verkaufserlös finanzierte er sich einen Porsche, den er binnen kurzem vor einen Baum setzte – ohne sich deswegen lange zu grämen. Liebend gern pumpt er sich Zigaretten. Er hat keinen Führerschein mehr, trotzdem fährt er mit geliehenen Autos, ohne erwischt zu werden. Er braucht 15 Minuten, um sich eine Zigarette zu drehen. Alkohol trinkt er nur in Maßen, da er nie so viel Stress hat, dass er dagegen antrinken muss. Obwohl er schon 43 Jahre alt und gar kein Adonis ist, kommen 20- bis 30-jährige hübsche Frauen gern in das Bistro, um ihm bei der Cappuccino-Zubereitung zuzusehen. Sie lieben sein gewinnendes Lächeln und vor allem sein völlig sorgloses Auftreten. Von Zeit zu Zeit lässt ihn eine von ihnen bei sich zu Hause einziehen. Er hört sich immer geduldig ihre neurotischen Problemgeschichten an. Die Frauen leihen ihm Geld, das er nie zurückzahlt.« (Bandelow 2008, S. 72)

Stressmanagement:
Die Lücke zwischen Reiz und Reaktion

Es ist ja schon mehrfach angeklungen, und auch die hilfreiche Wirkung der Worst-Case-Technik beruht darauf: Wir können unsere Gefühle durch unsere Gedanken und Sichtweisen beeinflussen. Und als wir über das Thema Stress gesprochen haben, wurde deutlich: Bei uns Menschen entstehen viele negative Gefühle überhaupt erst durch Gedanken. Tiere haben Stress, wenn sie realen Bedrohungen ausgesetzt sind. Bei ihnen entstehen Angst oder Wut im Angesicht des Raubfeindes oder eines drohenden Unwetters. Und wie ist es bei uns Menschen? Zumindest wir normalen Mitteleuropäer sind ja kaum einmal in vergleichbarer Weise existenziell bedroht. Und dennoch leiden viele von uns unter Dauerstress. Offenbar wird dieser Stress durch Gedankenkonstrukte vermittelt: Wir denken, dass bestimmte Ereignisse zu existenziellen Bedrohungen führen könnten. Und deshalb müssen diese Ereignisse unbedingt vermieden werden. Hieraus erwächst ein Großteil der Muss-Vorstellungen, von denen wir im gleichnamigen Abschnitt gesprochen haben: Ich muss unbedingt zur Gruppe gehören, muss von allen gemocht werden – besonders von den wichtigen Kollegen und meinem Chef –, darf keine Fehler machen, muss Spitzenleistungen erbringen etc.

Bei Tieren sind Reiz und Reaktion offenbar sehr eng, oft reflexhaft, miteinander verknüpft. Entspricht eine Wahrnehmung sehr stark einem bestimmten angeborenen Auslöseschema, dann wird prompt und automatisch eine im evolutionären Lernprozess bewährte Reaktion gestartet. Wenn der Schimpanse etwas Schlangenförmiges im Gras bemerkt, wird er blitzschnell die Flucht ergreifen. Und auch wir Menschen zucken in einer solchen Situation erst einmal instinktiv zurück. Doch wir können unseren Fluchtimpuls schnell hemmen, wenn sich zwischen Reiz und Reaktion genaueres Erkennen und Wissen schiebt: »Ach – das ist ja nur das Stück Tau, das ich gestern hier verloren hab.« Auf dem evolutionären Weg zum Menschen hat sich zwischen Reiz und Reaktion eine Lücke gebildet, in der sich Dinge eingenistet haben wie: Wissen, Interpretation, Bewertung, Freiheit, Verantwortung. Für uns Menschen haben die Außendinge offenbar keine festgeschriebene, »objektive« Bedeutung mehr. Aus unserem individuellen Wissens- und Erfahrungshintergrund heraus weisen wir den Außendingen von innen her ihre Bedeutung zu. Und diese selbsterzeugte Bedeutung bestimmt dann letztlich darüber, welche Gefühle in uns ausgelöst werden. Muskelschmerzen werde ich genießen, wenn ich weiß, dass es sich um Muskelkater nach einem harten Training handelt, die gleiche Empfindung wird mich in Panik versetzen, sollte sie aus heiterem Himmel über mich kommen. Wenn ich glaube, dass Reichtum für mein Glück wichtig ist, wird mich eine Börsentalfahrt viel mehr stressen, als wenn ich überzeugt davon bin, dass die wahren Glücksquellen in meinem Inneren liegen. Wenn ich glaube, dass Joggen nur bei schönem Wetter Freude macht, wird mich ein unerwarteter Regenschauer ärgern; mache ich mir dagegen bewusst, dass ich eh nassgeschwitzt bin und gleich dusche, werde ich den Regen sogar genießen können. Wenn ich das Schnarchen meines Nachbarn in der Berghütte als Störung definiere, werde ich schlaflos bleiben; stelle ich mir dagegen vor, es käme von einem zahmen Bären, der den Eingang bewacht, wird es mich in den Schlaf wiegen – all diese Beispiele hatten wir schon besprochen. Auch hier gilt: Das Wie ist wichtiger als das Was. Wie ich die Dinge sehe, ist wichtiger, als was sich da draußen abspielt. Wenn etwas passiert, das wir als Störung empfinden, weil es unseren Erwartungen zuwiderläuft, dann reagieren wir fast immer automatisch so: Es ist zwangsläufig und unabänderlich, dass mich das stresst und ärgert. Damit es mir besser geht, muss die Störung aufhören: Die Muskelschmerzen müssen weg, die Börsenkurse müssen steigen, das Schnarchen und der Regen müssen aufhören, unbedingt! Eine andere Lösung kommt uns nicht in den Sinn. Es gibt sie aber: Man kann seine Sicht auf die Dinge verändern.

Die Sichtweise ändern!

Es wäre gut, wenn wir uns bei Störungen automatisch bewusst würden, dass unser Ärger nicht zwangsläufig ist, dass er nicht direkt von den Dingen da draußen ausgeht, sondern von unseren Sichtweisen und Bewertungen. Wenn sich das Ärgernis da draußen nicht beseitigen lässt – was kann ich gegen einen Börsencrash schon tun? – oder wenn der Preis dafür zu hoch wäre – will ich meinen Nachbarn jetzt wirklich wegen seines Schnarchens aufwecken? –, dann kann ich eben auch meine Sichtweisen und Haltungen verändern. Wir sollten uns immer der Lücke zwischen Reiz und Reaktion bewusst bleiben: Was immer da draußen geschieht, hat keinen zwangsläufigen Einfluss auf das, was in meinem Inneren geschieht. Was in meinem Inneren geschieht, kann und will ich lernen unter meine Selbstkontrolle zu bringen. Alle Ärgernisse können eine Übungsmöglichkeit dafür sein. Ich will mich grundsätzlich nicht mehr aufregen, weil dadurch nichts besser wird. Ich will ruhig und aus meiner Mitte heraus die Dinge ändern, die ich ändern kann, und will in Gelassenheit das annehmen, was ich nicht ändern kann.
Generell sollten Sie versuchen, Ihr Leben als einen Trainingsparcours in Autonomie und Innenbestimmtheit aufzufassen. Das gilt insbesondere auch für Ihre Erfolgsdefinition und Ihr Selbstwertempfinden. Alle Momente in unserer Welt vernetzen sich immer mehr – immer mehr Faktoren werden von immer mehr anderen Faktoren abhängig. Die Folge ist: Wir selbst haben die Außenprozesse immer weniger unter Kontrolle. Die Außenwelt wird immer chaotischer und verrückter. Wenn man eine Aufgabe

erledigt, kann man optimal vorbereitet sein und alles richtig machen – und trotzdem geht es schief. Irgendwelche Außeneinwirkungen, die nicht vorhersagbar waren, haben Ihnen dazwischengefunkt. Kreidet man sich so etwas als Misserfolg an, kann das Selbstwertgefühl nur in den Keller gehen. Deshalb gilt es, das Konzept »äußerer Erfolg« durch das Konzept »innerer Erfolg« zu ersetzen.

Dazu fällt mir eine Geschichte ein, die ich auf einer CD von dem Psychologen Jens Corssen (2006) gehört habe – sinngemäß: Der österreichische Tennisspieler Thomas Muster, zu diesem Zeitpunkt wohl Nr. 1 der Weltrangliste, hatte überraschend gegen die Nr. 48 ein Match verloren. Ein sensationsgieriger Reporter stürzte sich auf Muster, um ein emotionsschwangeres Interview zu ergattern: »Na, Herr Muster, wie fühlen Sie sich? Das muss Sie ja schwer getroffen haben. Wie geht es Ihnen?« »Ja, nicht schlecht, wieso?« »Na, Sie haben verloren, gegen die 48! Das muss doch furchtbar für Sie sein!?« »Was wollen Sie denn von mir? Wer hat hier eigentlich das Problem? Ich hab doch hervorragend gespielt, hab umgesetzt, was ich mit meinem Coach besprochen hatte. Ich hab mehr vorn am Netz gespielt und konnte meine Vorhand verbessern. Ich hab mein Bestes gegeben, konnte meine inneren Ziele erreichen und bin zufrieden. Der andere hatte einfach seinen Glückstag, ist über sich hinausgewachsen und hat ein Spiel geliefert, wie es einem einmal in hundert Jahren gelingt. Aber das ist für mich doch kein Grund, am Boden zerstört zu sein.« Wenn man also die Erfolgskriterien selbst definiert, dann kann man das innere Spiel gewinnen, obwohl man das äußere Spiel verloren hat.

Umgang mit Kritik

Dieses Beispiel verweist uns auf die Wichtigkeit unserer eigenen Werte und Prinzipien. Im Kern sind tief verinnerlichte Werte, Prinzipien sowie gut eingeübte förderliche Lebenshaltungen der beste Schutz gegen Stress. Man kann sein Selbstwertempfinden dann überwiegend von innen heraus regulieren. Man hat Orientierung und ein sicheres Gefühl dafür, was gut und richtig ist in dieser Welt. Bei äußeren Misserfolgen, bei Kritik oder Angriffen von außen fällt man dann nicht mehr innerlich um, macht sich nicht die Maßstäbe der Angreifer zu eigen und wertet sich nicht auch noch selbst ab (»Die haben ja recht, das war Mist, ich bin ein Versager!«). Vielmehr bleibt man innerlich aufgestellt, tritt im Geiste einen Schritt zurück und entscheidet sich bewusst für eine der drei folgenden Varianten eines konstruktiven Umgangs mit Kritik:

- *Die Kritik ist konstruktiv, aber unberechtigt:* Ich messe mein Verhalten an meinen Werten und Prinzipien und komme zu dem Schluss, dass ich die Dinge aus meiner Sicht richtig gemacht habe und wieder so handeln würde. Ich weise die Kritik freundlich, aber bestimmt zurück. Ich freue mich, dass ich Gelegenheit hatte, meinen Standpunkt aus einer neuen Perspektive heraus zu festigen.
- *Die Kritik ist konstruktiv und berechtigt:* Ich erkenne, dass ich einen Fehler gemacht habe, und freue mich darüber, dass ich etwas lernen konnte. Ich weiß, dass sich wahre Größe nicht darin zeigt, dass man keine Fehler macht, sondern darin, dass man aus Fehlern lernt, dass man offen mit ihnen umgeht und auch fä-

hig ist, sich zu entschuldigen. Ich freue mich über die Gelegenheit, diese wichtige soziale Kompetenz zu üben und zu demonstrieren.
- *Die Kritik ist unberechtigt und nicht konstruktiv:* Ich lasse den Angriff an mir abprallen und wehre mich gegebenenfalls auf angemessene Weise. Ich versuche, meine negativen Gefühle dadurch einzugrenzen, dass ich Haltungen wie die folgenden aktiviere: Ärger, Wut und Enttäuschung nützen mir nicht, sondern schädigen mich. Ich will meinem Gegner nicht noch die Macht geben, mir zu schaden und den Tag zu verderben. Ich freue mich über die Gelegenheit, die wichtige Kompetenz zu üben, fiese Angriffe folgenlos an mir abprallen zu lassen.

Nun, diesen kleinen Stich in der Magengegend wird es wohl bei Misserfolgen, Kritik oder Angriffen immer geben. Ob wir uns davon aber runterziehen lassen und den Schmerz verstärken oder ob wir konstruktiv damit umgehen und ihn abschwächen, das ist unsere Entscheidung. Letzteres können und sollten wir lernen und üben. Und dann ist es so wie mit dem am Anfang gezogenen Vergleich vom Seil auf dem Eissee: Werte, Prinzipien und Lebenshaltungen sind wie das Seil im Schneesturm, an dem man sich festhalten und entlanghangeln kann. Der Stress und die unangenehmen Gefühle sind zwar noch da, aber sie beherrschen einen nicht mehr, man steht über ihnen, bleibt handlungsfähig und kann die Gesamtsituation womöglich in einer Art »bitterer Süße des Verkanntwerdens« sogar ein wenig genießen.

Förderliche Lebensmaximen

Diese innere Widerstandskraft gegen Stress kann auf verschiedenen Ebenen erworben werden und zur Wirkung kommen. Wenn eine Störung eintritt und es uns dabei gelingt, innerlich auf Abstand zu gehen und bewusst eine passende förderliche Haltung einzunehmen – bei Kritik etwa eine der drei eben besprochenen –, dann reduziert sich der Stress schon deutlich.

Es macht Sinn, solche Haltungen in positiven Kernsätzen zu verdichten, die man sich wie Mantras innerlich vorbeten kann. Diese Entspannungswirkung wird allerdings umso stärker sein, je differenzierter diese Haltungen verstanden und je tiefer sie verinnerlicht sind. Und noch einmal stärker wird diese Wirkung, wenn all das eingebunden ist in ein förderliches Weltbild mit fest verankerten Werten. Wie kommt man zu einer solchen förderlichen Lebensphilosophie? Nun, früher einmal entstand dies als Resultat von Religion, Tradition und Erziehung in stabilen Gemeinschaften. Heute aber zerfällt all das und findet immer weniger statt. Gottlob kann man sich Werte und Prinzipien aber auch selbst erarbeiten. Im Grunde wäre ein solcher Weg sowieso der beste und wirksamste, allerdings kostet er auch viel Mühe und Zeit. Wenn Sie eine solche Entwicklung anstreben, finden Sie dafür in meinen weiterführenden Büchern ausführliche Anleitungen (Hansch 2008, 2009). Fürs Erste könnte es aber schon mal helfen, wichtige bis hierher besprochene Erkenntnisse in förderlichen Kernsätzen zusammenzufassen. In Info-Box 6 folgen hierfür Vorschläge.

Lassen Sie sich von diesen Vorschlägen anregen, formulieren Sie die Sätze in Ihren Worten um und/oder erarbeiten Sie sich eigene Lebenshaltungen und Prinzipien. Kneten Sie so lange an ihnen herum, bis sie nach Ihrem Gefühl »auf dem Punkt« sind. Lernen Sie diese Sätze auswendig, lesen Sie sie regelmäßig – zum Beispiel jeden Morgen im Rahmen eines kleinen Tagesstart-Rituals (siehe den Abschnitt »Termin mit sich selbst«). Sie können sie auch groß oder klein irgendwo plakatieren, wo Ihr Blick oft darauf fällt (PC-Monitor, Wand oder Tür vom Arbeitszimmer). Lesen Sie immer wieder einmal Lebenskunst- und Weisheits-Literatur, durchdenken Sie Ihre Lebenshaltungen immer wieder, reflektieren Sie Ihre praktischen Erfahrungen damit und nehmen Sie gegebenenfalls Neuformulierungen vor. Auf diesem Wege kommt es im Laufe der Zeit zu einer tiefen Verinnerlichung der entsprechenden Lebenshaltungen. Wenn Sie dann mit einem Stressor konfrontiert sind und es Ihnen gelingt, einen Moment der Bewusstheit zwischen Reiz und Reaktion zu schieben, dann werden diese Haltungen unmittelbar und intuitiv wirksam, ohne dass Sie die entsprechenden Sätze noch innerlich ausbuchstabieren müssten.

Um den Boden hierfür zu bereiten, wäre es gut, wenn Sie das Folgende üben würden, anknüpfend an den »Dreischritt«, den wir für den Umgang mit körperlichen Missempfindungen besprochen haben. Wann immer ein unangenehmes Ereignis eintritt und Sie negative Gefühle wie Anspannung, Ärger oder Angst empfinden, lassen Sie die folgende innere Schrittfolge ablaufen:

- *Klärung, innerlich einen Schritt zurücktreten:* Was für ein negatives Gefühl habe ich? Welche äußere oder innere Störung liegt ihm zugrunde?

**Ein System förderlicher Lebensmaximen,
angelehnt an Stoa und Buddhismus**

Es folgen Vorschläge für förderliche Maximen (kursiv), die in einen zusammenfassenden Text eingebunden sind. Vieles ist in einer Weise zugespitzt und idealisiert formuliert, der man im Alltag kaum zu 100 Prozent gerecht werden kann. Diese Prinzipien sollen wie Leuchttürme fungieren, denen wir uns nur annähern können, die uns aber in den Niederungen der Alltagskonflikte die Richtung für unser Bemühen vorgeben.

- In meinem Inneren bin ich immer frei – was draußen ist und geschieht hängt größtenteils von meinen bewusst gewählten Sichtweisen und Entscheidungen ab. Ich will es vermeiden, innerlich zusammenzubrechen und nur noch zwecks Vermeidung und Abwehr zu reagieren. Statt dessen will ich in einer proaktiven Haltung bleiben. *Ich will Probleme immer als Übungs- und Wachstumschancen begrüßen.*
  Immer will ich den Problemen ins Auge sehen und mich zu klaren Entscheidungen durchringen. Ich stelle sicher, dass ich mir meiner Werte und Ziele bewusst bin, und orientiere meine Entscheidungen daran: Was ist mein momentanes Ziel, und welches Verhalten ist hierfür förderlich? Der Sinn meines Lebens besteht darin, das mir gegebene Potenzial an Glück und Lebenserfüllung zur Entfaltung zu bringen. Unverzichtbar hierfür ist ausreichend Zeit für Muße und Aktivitäten, die mir aus sich heraus Freude machen. Auch fremdbestimmte Arbeit, Leistung, Dienst und Sorge in Bezug auf andere Menschen gehören dazu, dürfen mein Leben aber nicht dauerhaft und ausschließlich bestimmen

- Wenn Probleme auftauchen, ist die erste Entscheidung immer: verändern oder akzeptieren. Dabei ist wichtig: *Es gibt kein Muss!* Weder muss ich irgendetwas unbedingt erreichen oder erlangen, noch muss ich irgendetwas unbedingt vermeiden. *Ich weiß, dass ich wahres Glück nur aus meinem Inneren schöpfen kann. Die inneren Quellen des Glücks zu entwickeln soll ganz bewusst ein wichtiger Teil meines Strebens sein.* Die meisten äußeren Dinge, nach denen Menschen streben, machen nicht glücklich. Die meisten Situationen, vor denen sich Menschen fürchten, müssen das Glück nicht dauerhaft zerstören.

INFO-BOX 6

Ich will die Dinge deshalb innerlich auf Abstand *halten und mich bemühen, in einem positiv-gelassenen Zustand zu verbleiben. Ich will mich grundsätzlich über nichts mehr aufregen, was immer auch geschieht.* Das bessert nichts, lässt Konflikte eskalieren und verdirbt mir den Tag. Jeden Aufreger begrüße ich mit einem innerlichen Augenzwinkern als einen Trainer in Gelassenheit (»Du kriegst mich nicht«).

Wenn ich mich zum Handeln, zum Verändern, zum Problemlösen entscheide, dann lass ich mich voll und ganz darauf ein: *Erst denken und nicht handeln. Dann Handeln und nicht mehr denken. Ganz oder gar nicht.* Soweit es möglich ist, versuche ich die Tätigkeiten so auszuführen, dass es Freude macht, dass ich sie genießen kann und ich mir eine positiv-engagierte Grundstimmung erhalte. Der Weg ist das Ziel - ich will lernen, es immer öfter so zu erleben.

Um nicht zu verkrampfen und zu blockieren, wenn es eng wird, bleibe ich mir auch hier bewusst: Es gibt kein absolutes Muss. Wenn der Preis zu hoch wird, werde ich loslassen. Ich bin darauf eingestellt, auch das Scheitern mit Gelassenheit zu akzeptieren. *Die Samurai, die mit der Bereitschaft gingen zu sterben, kehren aus dem Kampf zurück.* Was man gewinnen will, muss man loslassen. Wenn ich versucht habe, das Richtige zu tun, dabei mein Bestes gegeben habe und meinen Werten und Prinzipien treu geblieben bin, werde ich es als inneren Erfolg feiern, egal, wie es nach äußeren Kriterien ausgegangen ist. Das Wichtigste ist, dass ich mit mir selbst im Reinen bin. *Der innere Sieg ist wichtiger als der äußere.*

Ich will nicht mehr innerlich gegen unabänderliche Tatsachen oder Dinge ankämpfen, die in der Vergangenheit liegen - so etwas ist dumm und sinnlos. Ich will nicht mehr gegen Dinge kämpfen, die ich in mir trage (negative Bilder, Gedanken, Gefühle, Körperempfindungen), weil ich weiß, dass ich sie dadurch nur intensiviere (Druck erzeugt Gegendruck. Was man anschaut, das wird größer). All das klingt am schnellsten ab, wenn ich es innerlich annehme: *Berühre und umarme dein Leid, und es schmilzt dahin wie Eis in der Sonne.*

- Ich will mich in konsequenter Akzeptanz üben in Bezug auf Dinge, die ich beschlossen habe hinzunehmen, weil der Preis für ihre Änderung zu hoch wäre. Ich weiß, dass ich mich an sehr viel mehr gewöhnen kann, als mir heute vorstellbar und vorfühlbar ist. Die Anpassungsfähigkeit meines Körpers und meiner Psyche sind viel größer, als ich weiß. Ich will mir nicht mehr selbst mit falschen Glaubenssätzen im Wege stehen. Darauf will ich bewusst vertrauen und mich dafür öffnen. Welches Quantum an positiver Gefühlsenergie ich aus der Situation gewinne, hängt viel mehr von meinem Umgang mit der Situation ab als von objektiven Umständen. *Das Wie ist wichtiger als das Was.*

- Ich will mir der Grenzen meines Wissens, ja des Wissensmöglichen überhaupt, bewusster bleiben und weniger absolut urteilen, werten und vergleichen. Wirklich sicher ist nur zweierlei: Zum einen: Im Hier und Jetzt bin ich am Leben. Zum anderen: Zu irgendeinem Zeitpunkt, den nichts und niemand vorhersagen kann, werde ich sterben (und weil niemand weiß, was dann geschieht, muss ich nicht einmal davor Angst haben). Alles andere ist offen – es verschiebt sich nur die Eintrittswahrscheinlichkeit von Ereignissen. Eine schwere Krebserkrankung kann ausheilen, ein Gesunder kann schon morgen bei einem Autounfall ums Leben kommen. Ein schmerzhafter Beinbruch könnte ihn von der tödlichen Autofahrt abhalten. Wir können all das nicht wissen. Es wird schon zu etwas gut sein, sagt der Volksmund. Ich mache einen Fehler, werde entlassen, finde dann aber eine sehr viel bessere Stelle. *Es gibt keine Fehler, es gibt nur Ereignisse, denen ich noch nicht ermöglicht habe, sich zu meinen Gunsten auszuwirken.* Ich will mehr in offenen Prozessen denken statt in endgültigen Ereignissen. *Ich will ganz bewusst versuchen, aus Krisen Chancen zu machen.*

- Wenn ich wirkliches Glück nur aus mir selbst heraus entwickeln kann, dann muss ich von anderen Menschen nicht unbedingt etwas bekommen, dann bin ich von ihnen nicht abhängig. Ich kann authentisch sein und muss mich nicht so sehr darum sorgen, was die anderen von mir denken. Unberechtigte Kritik und unfaire Angriffe will ich innerlich auf Abstand halten oder von mir abprallen lassen. *Ohne mein Einverständnis kann mich niemand verletzen. Wer sich selbst mag, den können die anderen gernhaben.* Ich will Angriffe weniger persönlich nehmen – die anderen beschimpfen nicht mich, sondern die Illusion, die sie von mir haben.

- Ich kann ungeniert meine Wünsche äußern, und wenn sie nicht erfüllt werden, dann will ich sie loslassen. Um den Fluss des Guten in Gang zu bringen, bin ich bereit, zuerst zu geben. Da ich alles wirklich Wichtige in mir trage, muss ich nicht unbedingt etwas zurückbekommen. *Authentisch sein, Wünsche äußern, geben nach eigenem Bedürfnis, sich über das freuen, was man bekommt, ohne ein Alles-oder-Nichts daraus zu machen.*

- Ich will aufhören, meine eigene Sicht der Welt zu verabsolutieren, und auch andere Perspektiven anerkennen. Andere dürfen sein, was sie sind, und tun, was sie aus ihrer Selbstverantwortung für richtig halten (außer sie verletzen grundlegende Werte, Normen, Gesetze oder Verträge). In meiner Selbstverantwortung liegt es dagegen, meine Gefühle und Reaktionen unter Kontrolle zu bringen und mich in Toleranz zu üben, wenn mich Eigenheiten anderer nerven.

Wenn ich über Jahre geduldig versuche, mein Denken und Verhalten bewusst nach diesen Prinzipien auszurichten, dann wird auch mein spontanes Reagieren und mein Fühlen immer mehr davon geprägt: *Auf Dauer nimmt die Seele die Farbe der Gedanken an* (Marc Aurel). Ich will mich in diesem Sinne um persönliche Meisterschaft bemühen, mit wachsendem Fortschritt will ich dann aber immer mehr dazu übergehen, mich selbst nicht mehr so wichtig zu nehmen. Stattdessen möchte ich mich zunehmend auf das positive Werk konzentrieren, das ich zur Verbesserung der Welt leiste und in Zukunft leisten möchte.

- *Klare Entscheidung, förderliche Haltung:* Kann ich die Störung beseitigen und wenn ja: Was kostet mich das? Will ich diesen Preis bezahlen? Wenn nein: Welche innere Haltung kann helfen, dem Stressor mit Akzeptanz zu begegnen oder ihn zu ignorieren und dadurch die negativen Gefühle abzumildern oder aufzulösen? Welche Muss-Vorstellungen sind beteiligt, welche Kernsätze können helfen, diese Muss-Vorstellungen loszulassen? Was immer hilft: die Störung als Trainer in Autonomie und Gelassenheit zu begrüßen.
- *Handeln:* entweder mit Ruhe, angemessenen Mitteln und Entschlossenheit die Störung beseitigen oder der Störung akzeptierend den Rücken kehren und sich mit Achtsamkeit auf das konzentrieren, was gerade an anderweitigen Dingen zu tun ist. Wenn es gelingt, sich so gut auf das Tun zu konzentrieren, dass man in Flow kommt, wird die Störung ausgeblendet, und die negativen Gefühle lösen sich auf beziehungsweise werden von positiven Flow-Gefühlen überblendet.

Aussteigen

Jetzt ist es aber definitiv Zeit, dass Sie sich eine Pause organisieren. Treffen Sie eine Entscheidung – noch heute. Sofern Sie nur in geringerem Grad erschöpft sind und grundsätzlich über eine gute Selbstdisziplin verfügen, können Sie das Auftanken daheim versuchen. Nehmen Sie drei bis vier Wochen Urlaub oder besprechen Sie mit Ihrem Arzt, ob sich eine Krankschreibung rechtfertigen lässt. Nutzen Sie dieses Buch oder auch meine weiterführenden Bücher. Darüber hinaus arbeiten wir an speziellen internetbasierten Hilfestellungen für Burnout, die Sie im Internet unter www.psychosynergetik.de finden. Ziehen Sie eventuell einen Coach oder einen ambulanten Psychotherapeuten hinzu.

Erwägen Sie anderenfalls, sich in einer Klinik stationär aufnehmen zu lassen. Viele größere Versorgungskrankenhäuser verfügen über psychosomatische Abteilungen. Privatversicherte oder Selbstzahler können sich in eine Privatklinik begeben, die zum Teil spezialisierte Angebote für Burnout-Patienten bereithalten (wie so etwas grundsätzlich aussehen könnte, zeigt Info-Box 7).

Therapiekonzept für Burnout in einer psychosomatischen Klinik

Nachstehend ein Auszug aus dem Webseiten-Text einer Klinik in Süddeutschland. Es handelt sich um ein Beispiel für ein Burnout-Behandlungsmodul, wie ich es dort mitkonzipiert habe. Ähnliche Behandlungsangebote gibt es auch an anderen psychiatrisch-psychosomatischen Kliniken, u. a. an der Privatklinik Hohenegg in Meilen am Zürichsee.

Kurzzeittherapie bei Burnout und Stressfolgeerkrankungen

Erschöpft, deprimiert und kein Ausweg?

Wir leben in einer Zeit zunehmender psychosozialer Belastungen: Arbeitsverdichtung, Multitasking, Beschleunigung, steigender Konkurrenzdruck, Ellbogenmentalität, zunehmende Intransparenz und Unsicherheit dies und noch vieles andere überfordert die mentalen Kompetenzen einer wachsenden Zahl von Menschen. Immer mehr Menschen bilden in dieser Situation die Symptome einer Angsterkrankung, eines Burnout oder gar einer Depression aus: Erschöpfung, Frustration, Angespanntheit und Reizbarkeit, Niedergedrücktheit, Gefühle von Sinn- und Hoffnungslosigkeit, Konzentrations- und Gedächtnisstörungen, Schlafstörungen, Ängste bis hin zu Panikattacken. Auf der körperlichen Ebene kann es zu vielfältigen funktionellen Störungen oder gar organischen Erkrankungen kommen: Infektanfälligkeit, Kopf- oder Rückenschmerzen, Bluthochdruck und andere Stressfolge- und Herz-Kreislauf-Erkrankungen. Für viele Betroffene ist schnelle Hilfe notwendig, jedoch ist ein allzu langer »Ausstieg« aus der Arbeit nicht leistbar und dadurch eine zusätzliche psychische Belastung. Hier ist oft die stationäre Kurzzeittherapie die richtige Intervention.

Innovatives Konzept: Fokussierung auf weniges, was wirklich wirkt

Wir konzentrieren uns in der Kurzzeittherapie mit allen Mitteln auf einige wenige Behandlungsmomente mit großer Hebel- und Nachhaltigkeitswirkung. In Kombination mit den vor- und nachstationären Betreuungsangeboten erreichen wir so in vier Wochen Therapieergebnisse, wie sie sonst nur in deutlich längeren Stationsaufenthalten möglich wären.

INFO-BOX 7

Den Hintergrund bilden die wissenschaftlich abgesicherten Methoden der achtsamkeitsbasierten und kognitiven Verhaltenstherapie, der systemischen Therapie und der positiven Psychologie sowie die Notwendigkeit Ihrer Mitarbeit. Wir arbeiten lösungs- und ressourcenorientiert.

Zwei Therapieschwerpunkte:

Multimodaler Intensivaufbau von Selbstbehandlungs- und Selbstmanagementkompetenzen

In unserer Kultur gibt es keine Institution, in der wir lernen, wie unsere Psyche funktioniert, wie wir optimal mit uns selbst umgehen und auf psychische Funktionsstörungen reagieren. Neben den wachsenden gesellschaftlich bedingten Belastungen ist das eine Hauptursache für die gegenwärtig rasante Zunahme psychischer Störungen. Wir haben das erforderliche Selbstbehandlungs- und Selbstmanagementwissen aus den unterschiedlichsten Wissensdisziplinen zu griffigen Konzepten integriert (Psychosynergetik). Der Patient wird angeleitet, in kritischer Auseinandersetzung damit mentale Tools für den Umgang mit sich und seinen Problemen maßzuschneidern, getreu einem Leitsatz der Verhaltenstherapie: »Psychotherapieziel Selbstbehandlung«. Der Aufbau dieser Kompetenzen erfolgt auf multimodale Weise: Im Zentrum stehen Einzel- und Gruppengespräche vor dem Hintergrund einer multimedialen Wissensvermittlung (speziell erstellte audiovisuelle Medien, Bücher, Arbeitsmaterialien, Vorträge), Einzel- und Gruppenübungen, Achtsamkeits- und Meditationspraxis, Erfahrungslernen im Outdoor-Bereich u. a.

Einen Überblick und erste Hilfestellungen gibt das frei aus dem Internet herunterladbare Hörbuch »Erfolgreich gegen Depression und Angst« (entweder von der Klinikwebseite oder direkt bei: www.hoeren.psychosynergetik.de).

Körperliche Intensiv-Reenergetisierung

Für eine schnelle psychosomatische Gesamt-Reenergetisierung ist der Einbezug von Körper und Sinnen von entscheidender Bedeutung.

Wir bieten einen umfassenden körpermedizinischen Check-up, insbesondere hinsichtlich Herz-Kreislauf- und anderer körperlicher Stressfolgeerkrankungen. Hinzu kommt eine sportphysiologische Leistungsdiagnostik, Trainingsberatung und Intensivbetreuung durch einen persönlichen Trainer. Eines der Kernziele ist es dabei, den Patienten nachhaltig an eine gesunde Form der Ausdauerbewegung heranzuführen und damit zu beginnen, dies als Gewohnheit zu etablieren. Ergänzt wird dies durch ein breites Spektrum physiotherapeutischer Behandlungsmöglichkeiten.

Individueller Zuschnitt des Behandlungsprogramms, kohärentes Aufeinander-Abgestimmtsein aller Behandlungsbausteine

Das gesamte Diagnostik- und Behandlungsspektrum der Klinik beinhaltet viele weitere Elemente, die bei individuellem Bedarf einbezogen werden können. Schwerpunktmäßig kommen hier in Frage:

- Entspannungsverfahren (Meditation, Jacobson-Entspannung, Brainlight-System)
- Persönlichkeits-Testverfahren
- Umfassende kardiologische, psychokardiologische und stressphysiologische Diagnostik und Therapie
- Neuropsychologische Diagnostik, gegebenenfalls mit nachfolgendem computergestützten Training

Gemeinsam mit dem Patienten erarbeiten wir einen an den individuellen Bedarf angepassten Behandlungsplan. Immer enthält dieser zwei bis drei Einzelgespräche pro Woche mit dem Bezugstherapeuten. Es kommen mehrere Gruppentherapietermine hinzu, in denen auf verschiedene Weise geübt wird, die vermittelten Selbstmanagement-Tools auf konkrete Problemsituationen anzuwenden. Wie weitgehend individuelle Probleme hier eingebracht werden, bleibt jedem Patienten selbst überlassen. Wir tragen dafür Sorge, dass schnell eine Atmosphäre der Diskretion, des Vertrauens und der Sicherheit entsteht.
Alle Behandlungselemente entspringen einem an neuesten wissenschaftlichen Erkenntnissen orientierten Hintergrundkonzept, sind deshalb kohärent aufeinander abgestimmt und entfalten so Synergien.

Nachhaltigkeit durch vor- und nachstationäre Betreuungsangebote

Die Veränderung eingeschliffener Verhaltens- und Reaktionsmuster, das Umlernen tief verinnerlichter Lebenshaltungen, das Erarbeiten eines komplexeren Selbstverständnisses oder das Einüben neuer mentaler Techniken im Umgang mit sich selbst – all das sind zumeist schwierige und langfristige Lernprozesse, die nicht in drei, vier oder noch mehr Wochen stationärer Psychotherapie vollständig zu bewältigen sind. Zumeist muss man sich über einige Monate »selbst an die Hand nehmen«, um im Alltag beharrlich und in kleinen Schritten seine Denk- und Handlungsmuster zu verändern. Insbesondere trifft dies bei einer Kurzzeittherapie zu. Hierfür geben wir dem Patienten das nötige Rüstzeug – auch in Form verschiedener Materialien, die er während des Aufenthaltes erarbeiten und dann mit in seinen Alltag nehmen kann, um sie weiterzuentwickeln oder als Erinnerungsstütze zu nutzen. Zusätzlich kann der Patient unsere Nachbetreuungslogistik in Anspruch nehmen: verschiedene Formen des Telefon- und Internet-Coachings sowie Refresher-Seminare.

Im Vorfeld kann unser frei herunterladbares Hörbuch dabei helfen, eine etwaige Wartezeit zu überbrücken. Es soll einen Überblick über Hilfsmöglichkeiten geben, Mut und Hoffnung machen und zu ersten Schritten der Selbsthilfe anleiten.

Aufnahmebedingungen

- Eine ambulante Behandlung ist zur Stabilisierung nicht ausreichend oder kann nicht erfolgen.
- Die Ursachen des Beschwerdebildes liegen überwiegend in einer Situation der äußeren Überforderung, das heißt, es liegt nicht schwerpunktmäßig eine innerpsychische Störung vor, für deren Behandlung von vornherein eine längere Zeitspanne zu veranschlagen wäre (kann gegebenenfalls in einem persönlichen oder telefonischen Vorgespräch geklärt werden, oder der ambulant betreuende Arzt klärt dies im Vorfeld).
- Es wurde von einem Arzt die medizinische Notwendigkeit einer stationären Krankenhausbehandlung bescheinigt.

Behandlungsdauer

Die Behandlungsdauer beträgt in der Regel vier Wochen, im Ausnahmefall kann sie auf drei Wochen verkürzt oder der Übergang in eine umfassende stationäre Psychotherapie organisiert werden.

Auftanken – drei Energielevel

Gehen wir also davon aus, dass Sie sich nun Freiraum geschaffen haben, Freiraum zur Erholung, zum Auftanken und zur Neuorientierung. Das Wichtigste ist jetzt eine schnelle Reenergetisierung. Die Rede vom »Wiederaufladen Ihrer Batterien« oder vom »Auffüllen Ihrer Energietanks« ist in Teilen natürlich in einem übertragenen Sinne zu verstehen. Denn solange wir nicht extrem untergewichtig und am Verhungern sind, mangelt es uns nicht an physikalischer Energie im exakt naturwissenschaftlichen Verständnis. Leider haben wir immer noch nicht im Detail begriffen, was sich im Gehirn bei Erschöpfung und psychischen Störungen abspielt. Aber irgendwie muss es sich wohl um Mobilisierungs- und Verteilungsstörungen von neuronaler Aktivität handeln (die ihrerseits wieder mit entsprechenden Störungen im Bereich von Überträgerstoffen, Durchblutung und so weiter zusammenhängen). »Energiemangel« heißt also »Energiemobilisierungs- und -verteilungsstörung in Gehirn und Körper«, und »Auftanken« steht dann für die Beseitigung dieser Ungleichgewichte. (Damit ist auch klar: Es sind nicht irgendwelche »kosmischen Energien« gemeint, die man auf allerlei Weise »einfangen« und sich einverleiben könnte. Das ist Esoterik, und damit haben wir hier nichts am Hut.)
Viele Menschen setzen Auftanken intuitiv mit Rückzug, Schonung und Passivität gleich. Vermutlich ist das von der Vorstellung geleitet, dass sich dabei der Energieverbrauch verringert, so wie ein Auto keinen Sprit mehr braucht, wenn es steht. Aber das ist nur zum Teil richtig, oft ist es sogar falsch. Zum einen, wir hatten es schon gesagt, können wir gar nicht nichts tun. Unser Gehirn

arbeitet immer. Wenn wir im Zustand von Burnout, Angst oder Depression die äußere Aktivität aufgeben, dann läuft die innere Aktivität umso mehr heiß: Wir grübeln immer im Kreis herum (siehe Abbildung 1 rechts: aufgeblähtes Ich bei unterdrücktem Selbst). Immer negativere Gedanken erzeugen immer negativere Gefühlsenergie, die dann alle Reste an positiver Energie neutralisiert. Zum anderen: Ja, Aktivitäten kosten immer physikalische Energie, aber davon haben wir ja genug, wenn wir nicht gerade hungern. Vielmehr wird durch Aktivität – unter anderem durch das Starten chemischer Reaktionen – am Ende oft mehr Energie freigesetzt, als zum Ingangbringen nötig war. Auch auf der psychischen Ebene können Aktivitäten Energie erzeugen. Für alle Verhaltensweisen, die in irgendeinem Sinne gut für das eigene Überleben oder das Überleben der Art sind, hat die Evolution Belohnungssysteme in unser Gehirn eingebaut, die positive Gefühlsenergie spenden. Das sind die Auftank-Aktivitäten.

Auftanken hat also damit zu tun, ein kluges Wechselspiel zwischen Schonung und geeigneten Auftank-Aktivitäten aufzubauen, und das darf nicht durch Druck im Ich blockiert werden. Auf diese Weise wird die »Energiemobilisierungs- und -verteilungsstörung in Gehirn und Körper« beseitigt.

Es macht Sinn, die folgenden drei Stufen der Energetisierung zu unterscheiden:

1. Positive Energetisierung: Glück, Kreativität, Leistungsfähigkeit, Gesundheit

In diesem Zustand sind wir prall aufgeladen mit positiver Gefühlsenergie. Wir werden von positiven Gefühlen bestimmt, zum Beispiel von Freude, Flow, Dankbarkeit, Stolz, Heiterkeit, Interesse, Hoffnung, Vergnügen, Inspiration, Ehrfurcht, Lust oder Liebe.

Positive Gefühle nennen wir deshalb positiv, weil wir diese Zustände anstreben. Sie sind Sinn und Zweck in sich – wir leben, um möglichst viele positive Gefühle zu haben, wir leben, um glücklich zu sein. Wenn wir positive Gefühle erleben, dann signalisiert uns das: Alles ist gut. Wir müssen nicht werten und nicht wollen, das heißt, wir können unser Ich zurücknehmen. Das schafft Raum für die Selbstentfaltung und -erweiterung: Mit Blick auf Abbildung 1 links (Vorrang des Selbst gegenüber dem Ich) sind wir oft im Flow oder nahe daran. Wir gehen im Genießen und im Tun auf, das Ich reduziert sich. Wir sind leistungsfähig, offen und kreativ, wir lernen, wachsen und gestalten. Wir fühlen uns mit anderen Menschen, ja, mit der Welt verbunden. Die hiermit einhergehenden Aktivitäten sind sozial und kulturell überwiegend erlaubt und erwünscht. Wir können uns ausleben und werden dafür gemocht und geschätzt. Es kommt zu einer Harmonisierung psychischer und körperlicher Funktionen, die Gesundheit wird gefördert. Hierzu gehört eine Art »Rekalibrierung« unserer Problemwahrnehmung. Viele der Probleme, in die wir uns im Zustand der negativen Energetisierung hineingesteigert haben, relativieren sich, sie erscheinen uns lösbar oder weniger gravierend.

2. Negative Energetisierung: Aggressivität, Angst(-störungen)

Äußere und/oder innere Ursachen können uns in einen Zustand der negativen Energetisierung hineintreiben. Hier werden wir beherrscht von negativen Gefühlen wie: Ärger, Wut, Neid, Eifersucht, Furcht oder Angst. Diese Gefühle und ihre Auslösesituationen suchen wir zu vermeiden beziehungsweise zu beseitigen. Negative Gefühle verderben uns den Tag, durchkreuzen unser Glück. Sie machen Geist und Seele eng, negative Gefühle fokussieren uns in einer Art Tunnelblick auf Gefahren und Probleme. Wir steigern uns in negative Bewertungen hinein, das Ich bläht sich auf, und wir verirren uns in einem Spiegelkabinett, das sich vor uns auffächert und dabei den Horizont verstellt.

Unser komplizierter psychischer Apparat verheddert sich in sich selbst, der innere Druck steigt, das Ich bläht sich auf, das Selbst wird abgedrückt, und wir verkrampfen bei allen Bemühungen, etwas zu verändern – oft auch deshalb, weil das Ausagieren negativer Gefühle kulturell verpönt oder verboten ist und wir uns bremsen müssen. Es kommt zu vielfältigen gedanklichen Verzerrungen und gefühlsmäßigen Aufschaukelungen: Negative Gefühle werden im Teufelskreis mit negativen Gedanken übermäßig verstärkt, auch kleine Probleme gewinnen durch Verengung und Fokussierung übermäßig an Gewicht. Ja, im Verwirrspiel der Selbstbespiegelungen werden Scheinprobleme erfunden, die gar keine Realität haben. Wenn es gelingt, durch rechtzeitiges Auftanken eine positive Re-energetisierung zu erreichen, dann kommt es zur unter 1. genannten Ich-Reduktion und damit zu einer Rekalibrierung unserer Problemwahrnehmung.

Gelingt dies nicht, nehmen innerer Druck und Energieverlust durch innere Reibung immer mehr zu, so dass am Ende nur die Erschöpfung stehen kann. Diesem Prozess läuft eine zunehmende Störung psychischer und körperlicher Funktionen parallel.

3. Erschöpfung: Depression, Burnout
Empfindungen wie Antriebslosigkeit, Hoffnungslosigkeit, Freudlosigkeit bis hin zur weitgehenden Empfindungslosigkeit (Apathie, »innere Versteinerung«) bestimmen diesen Endzustand.

Der Weg in die Erschöpfung durchläuft als nach unten weisende Zickzacklinie zumeist alle drei Stadien. Die aufsteigende Zickzacklinie der Erholung kann die Phase zwei weitgehend aussparen oder sogar gänzlich überspringen. Sofern schwere und dauerhafte Fehlschläge oder Verluste zu verarbeiten sind, kann das Wiedererwachen von Ärger, Trauer oder Angst aber auch ein Zeichen der beginnenden Erholung sein (»wieder weinen können«).

Was ist nun Auftanken? Wie und woher kann man neue positive Gefühlsenergie gewinnen? Nun, es gibt drei grundlegende Quellen von positiver Gefühlsenergie: *das sinnliche Genießen, Flow und die Verbundenheit mit anderen Menschen.* Beginnen wir beim sinnlichen Genießen. Die Evolution belohnt uns mit positiven Gefühlen, wenn wir unseren Sinnen Situationen bieten, die überlebensförderlich waren beziehungsweise sind.

Sinnliches Genießen als erste Energiequelle – Natur

Welche sind die teuersten Immobilien? Richtig: Häuser oder Wohnungen in Hochlagen mit Weitblick über eher locker bewachsene Grünflächen, idealerweise mit Wasser davor und womöglich einer Felswand im Rücken. Warum ist das so? Nun, einfach weil solche Plätze am meisten Schutz und Sicherheit bieten: Man wäre nach hinten geschützt und sähe von vorn schon von weitem Feinde herannahen. Der Blick auf Wasserflächen hat für fast alle Menschen etwas Beruhigendes: Wasser ist ein absolut überlebensnotwendiges Gut, und für unsere Vorfahren gab es keine Feinde, die dem Wasser entsteigen konnten (Kampftaucher sind eine Erfindung der Neuzeit). Das geht so weit, dass die Wunden frisch operierter Patienten schneller heilen, wenn ihr Blick aus dem Krankenhausfenster in eine Parklandschaft geht (und nicht zum Beispiel auf die grauen Außenwände anderer Gebäude).
Sie sollten also unbedingt in die Natur gehen: Machen Sie Spaziergänge, fahren Sie zu schönen Plätzen, etwa zu einer Bank an einem See oder an einem Aussichtspunkt, um dort zu lesen, Hörbücher oder Musik zu hören. Auch die frische Luft und das natürliche Licht haben positive Wirkungen. Ein Mangel an natürlichem Licht kann sogar Depressionen auslösen (»Winterdepression« oder »saisonal abhängige Depression«). Sofern Sie den Eindruck haben, dass es Ihnen im Herbst oder Winter stimmungsmäßig in der Tendenz schlechter geht, sollten Sie in dieser Jahreszeit viel ins Freie gehen, vielleicht auch in eine hellere Wohnung umziehen oder Ihre Beleuchtung auf Vollspektrum-Lampen umstellen (die auch zur Lichttherapie bei

Winterdepression eingesetzt werden). Sobald Ihre Energie wieder dafür ausreicht, sollten Sie dann auch längere Wanderungen unternehmen und nach Möglichkeit den Ausdauersport in der Natur ausüben (Walken, Joggen, Radfahren). Zudem könnten Sie überlegen, mehr Natur in Ihre Wohnung zu holen: Angefangen bei den Farben, Bildern und Postern, über Zimmerpflanzen bis hin zu Zimmerbrunnen und Wasserspielen.

Essen und Trinken

Wie überlebensnotwendig die Nahrungsaufnahme ist, liegt auf der Hand. Dem entspricht die hohe Intensität des Sinnesgenusses, den besonders energiereiche Nahrung vermittelt, also alles, was viel Zucker und Fett enthält. Das betrifft Fleisch und Früchte wie Nüsse, Weintrauben und so weiter als natürliche Nahrungsmittel. Doch menschlicher Erfindungsgeist hat es vermocht, diese besonders genussintensiven Inhaltsstoffe in künstlichen Nahrungsmitteln hoch zu konzentrieren: Bonbons, Limonade, Schokolade, Kuchen und Gebäck. Derart energiereiche Nahrung gab es in der Welt unserer Vorfahren nicht; was es dafür aber gab, waren regelmäßige Zeiten der Not und des Hungers. Verständlicherweise ist deshalb der Appetit bei vielen von uns so eingestellt, dass wir etwas zu viel essen, um Fettpolster für den Notfall anzulegen. Da diese Notfälle aber nicht mehr eintreten, wir zu viel an höchstkonzentrierter Nahrung zu uns nehmen und uns zudem zu wenig bewegen, ist das Übergewicht zu einem gravierenden Zivilisationsproblem geworden.
Sollten auch Sie mit diesem Problem zu kämpfen haben, wäre »Auftanken durch Völlerei« (»Frustessen«) leider eine zweischneidige Sache. Dennoch: Man kann nicht an allen Fronten gleichzeitig kämpfen und siegen. In den Phasen, in denen es Ihnen besonders schlechtgeht, kann es sinnvoll sein, den einen oder anderen »Einbruch an der Ernährungsfront« zuzulassen. Innerhalb von drei oder sechs Wochen kann man sich kein lebensgefährliches Übergewicht anessen. Und auch erhebliches Übergewicht wäre nur auf lange Sicht gesundheitsschädlich. Wenn Sie es also an den Tiefpunkten wirklich brauchen, dann dürfen

Sie auch mal sündigen! Wenn Sie sündigen, dann gestatten Sie sich das, tun Sie es richtig, voll und aus ganzem Herzen ohne schlechtes Gewissen. Nach meiner Erfahrung wirken sich im Übrigen gelegentliche Exzesse – bei mir ist es Schokolade – viel weniger auf die Gewichtsentwicklung aus als schlechte Dauergewohnheiten. Vielleicht sind die Darmzellen bei plötzlichem, massivem Überangebot so perplex, dass sozusagen das meiste durch ist, ehe sie ans Zugreifen denken. Wenn es passiert ist, egal ob als Ausrutscher oder geplante Ausnahme, verzeihen Sie es sich. Wir Menschen sind keine Maschinen, die immer perfekt funktionieren. Verfallen Sie nicht in den Alles-oder-nichts-Modus »Ist der Ruf erst ruiniert, lebt es sich ganz ungeniert«. Sobald und wann immer Sie die Kraft dazu haben – kehren Sie wieder zu den Prinzipien einer gesunden Ernährung zurück.

Welche diese Prinzipien sind? Keine leichte Frage. Das Ernährungsthema ist derart komplex, dass es sehr schwer ist, wirklich aussagekräftige Studien dazu durchzuführen (welcher Proband ist schon bereit und fähig, sich über viele Jahre konsequent einem Studiendesign gemäß zu ernähren). Empfehlungen, die wahrscheinlich in die richtige Richtung gehen, sind die folgenden: viel Gemüse, Obst, reichlich Getreideprodukte und Kartoffeln, eher wenig Fett und rotes Fleisch, in Maßen »weißes« Fleisch (mindestens einmal pro Woche Fisch), wenig Zucker und Salz.

Plagt Sie großer Appetit auf Süßes, sollten Sie diesen, soweit das Ihr Körpergewicht erlaubt, eher mit natürlichen Delikatessen wie Nüssen, Weintrauben oder Bananen stillen und bei künstlichen Leckereien eher maßhalten. Gehen Sie nie mit ganzen Packungen vor den Fernseher oder in Ihren Lesesessel – wenn die Aufmerksamkeit abgelenkt ist, ist es schwer, den inneren Schweinehund zu stoppen. Geben Sie eine adäquate Portion in eine Schale und lassen Sie die Großpackung in der Küche, oder kaufen Sie kleine Packungen (bei Schokolade zum Beispiel gibt es 40-Gramm-Packungen). Nach einer Zeit der Umgewöhnung sorgen auch kleinere Mengen für ein Gefühl der Befriedigung. Gönnen Sie sich gern ein Glas Rotwein am Abend, aber lassen Sie es nicht mehr werden. In diesem Maße ist Alkohol gesundheitsförderlich und lebensverlängernd. Leichtes Übergewicht kann man tolerieren, erhebliches Übergewicht wäre auf lange Sicht doch ein Risikofaktor für sehr ungute Erkrankungen. Aber »Abnehmen« ist ein anderes Thema. Sollte es notwendig sein, dann kämpfen Sie diesen Kampf, wenn Sie sich wieder voller Kraft und Energie fühlen. Wenn Sie aber ganz unten sind, dürfen Sie die Genussquelle Essen/Trinken über kurze Zeit auch einmal im Übermaß anzapfen. Wenn Sie es können und mögen, dann zelebrieren Sie das Kochen oder genießen Sie das Ambiente guter Restaurants.

Duftbad, Sauna, Massage

Das größte (Sinnes-)Organ des Körpers ist unsere Haut. Die Haut intensiven Reizen auszusetzen ist in vieler Hinsicht förderlich und wird deshalb mit positiver Gefühlsenergie belohnt. Wir brauchen frische Luft für die Wärmeregulation über den Schweiß und für die Hautatmung. Der Kontakt zu Wasser säubert und härtet ab. Die Berührung durch andere Menschen ist ein zentrales Moment funktionierender Gemeinschaften. Schon unsere Affen-Vorfahren verbringen 10 bis 20 Prozent ihrer Tageszeit mit wechselseitiger Fellpflege und Kraulen. Dies hat zum einen hygienische Gründe, zum anderen dient es dem sozialen Zusammenhalt, insbesondere der Festigung von Bündnissen und Freundschaften. Schon bei den Affen geht es erkennbar mit Wohlgefühl und Entspannung einher (Dunbar 1998).

Hinzu kommt: Intensive Reize auf der Haut binden die Aufmerksamkeit und reduzieren das Ich, erzwingen gewissermaßen Achtsamkeit: Wer ins Tauchbecken einer Sauna steigt oder gerade massiert wird, der grübelt nicht. Die einfachste Möglichkeit hierfür ist sicher ein heißes Wannenbad, womöglich unter Zusatz duftender ätherischer Öle (die man in jeder gut sortierten Apotheke bekommt). Das entspannt, erzeugt Wohlgefühl und Empfindungen der Geborgenheit – wir bestehen überwiegend aus Wasser und kommen aus dem Wasser (unsere weit entfernten Vorfahren entstiegen dem Meer, und jeder Einzelne von uns dem Fruchtwasser).

In der Sauna dagegen wechseln Phasen und Momente hoher und höchster Aktivierung (in der Hitze des Saunaraumes, im kalten Tauchbecken) mit Phasen tiefer Entspannung (im Ruheraum). Gewissermaßen rollt man umso tiefer ins Tal der Entspannung, wenn man Anlauf nimmt vom Berg hoher Aktivierung. Und es gibt wohl kaum etwas, das mehr Wohlgefühl auszulösen vermag als eine Massage. Eine Massage kann speziellen medizinischen Zwecken dienen, zum Beispiel der Lösung umschriebener muskulärer Verspannungen, sie kann aber auch als reines Wohlfühl- und Entspannungsprogramm ausgeführt werden. Es gibt viele Formen der Massage, die verschiedene Zusatzmomente einbeziehen, von vibrierenden Klangschalen über warme Steine bis zu heißen Ölen (Ayurveda). Sicher gibt es auch in Ihrer Nähe Wellness-Einrichtungen, Massagestudios oder Physiotherapie-Praxen (sprechen Sie mit Ihrem Hausarzt), die entsprechende Angebote zu bezahlbaren Preisen machen.

Über die Wohlfühleffekte hinaus hat all dies eine Fülle weiterer gesundheitsförderlicher Folgewirkungen, die hier aber nicht weiter betrachtet werden sollen.

Flow als zweite Energiequelle

Die zweite grundlegende Quelle positiver Gefühlsenergie ist Flow. Wir hatten es ja im Abschnitt über die inneren Quellen des Glücks bereits kurz angesprochen: Ordnung spendet gute Gefühle, weil sie beim Überleben hilft: Geordnete und harmonische Bewegungsabläufe gelingen, erreichen ihr Ziel und kosten wenig Energie. Wenn sich unsere sinnliche Wahrnehmung zu einer stabilen Ordnung fügt, dann verstehen wir unsere Umgebung und haben Orientierung. Ordnung in Wissensstrukturen und Gedankenabläufen ist eine Vorbedingung für ihre Richtigkeit und Wahrheit (eine notwendige, wenn auch keine hinreichende Bedingung). Regelmäßigkeiten in den Abläufen des Alltagslebens, zum Beispiel in Form von Gewohnheiten und Ritualen, sind energiesparend und schonend für den Organismus, weil er sich voreinstellen und anpassen kann unter anderem durch regelmäßige Schlafens- und Essenszeiten). Und auf der körperlichen Ebene sind bestimmte Ordnungen in Strukturen und Prozessen ein zentraler Aspekt von Gesundheit.

Weil Ordnung und Harmonie auf allen Ebenen so wichtig sind, hat uns die Evolution einen inneren Lehrer eingebaut, der uns mit guten Gefühlen belohnt, wenn wir uns erfolgreich um Ordnung und harmonische Abläufe bemühen. Wir haben Lust am Skifahren und Tanzen. Ornamente und Musik bereiten uns Genuss. Wir können uns an schlüssigen Argumentationsfiguren und eleganten Theorien erfreuen. Gelingende schöpferische Gestaltungsprozesse erfüllen uns auf allen Ebenen, vom Aufräumen des Kellers über das Restaurieren eines alten Tisches oder das Schreiben eines Buches bis hin zum »Leben als Gesamtkunstwerk«.

Prinzipiell jede Tätigkeit können wir aus zwei Grundeinstellungen heraus ausführen: aus einer pragmatischen oder aus einer ästhetischen Grundeinstellung heraus. Die pragmatische Einstellung ist Ich-geleitet: Wir versuchen die Tätigkeit gemäß äußeren Leistungskriterien zu optimieren, eine schnelle und effiziente Aufgabenlösung steht im Vordergrund (oft sehen wir uns dabei mit dem Blick des äußeren Lehrers und Kritikers). In dieser Grundeinstellung verbrauchen wir zumeist Energie. Die ästhetische Grundeinstellung ist Selbst-geleitet, dem inneren Lehrer folgend suchen wir nach dem harmonischsten Ablauf, die Maximierung des angenehmen Empfindens steht im Vordergrund. In dieser Einstellung tanken wir zumeist auf. Unmittelbar einleuchtend ist das bei Aktivitäten wie Singen, Tanzen oder Musizieren – es gilt aber grundsätzlich: Jede, aber auch jede Tätigkeit können Sie aus beiden Grundeinstellungen heraus ausführen. Wenn Sie die Straße entlanggehen, können Sie versuchen, möglichst schnell und auf kürzestem Wege Ihr Ziel zu erreichen. Sie werden sich dann aber eher hektisch und verkrampft bewegen. Sie werden sich erschöpfen und in einer ungeduldig-ärgerlichen Gemütsverfassung befinden. Sie können sich aber auch darauf konzentrieren, möglichst harmonisch und rhythmisch-beschwingt zu gehen, um den Fluss Ihrer Bewegungen maximal zu genießen (womöglich synchronisiert zu einer Musik auf Ihrem MP3-Player). Sie werden dann wohl etwas länger brauchen – vielleicht haben Sie kleine Umwege gemacht, um freie Bahn zu haben –, aber Sie werden Ihr Ziel energetisiert und in positiver Stimmung erreichen. Experimentieren Sie einmal damit. Testen Sie bewusst unterschiedliche Laufstile, versuchen Sie, beide Haltungen im Empfinden zu unterscheiden und bewusst einzunehmen.

Ähnliches gilt für das Bügeln, Abwaschen oder Fensterputzen – eben wirklich für jede Tätigkeit, die etwas komplexer ist als Sitzen oder Atmen. (Bei Letzteren ist dann eher jene Haltung angesagt, die wir als »Achtsamkeit« schon besprochen haben und gleich noch einmal aufgreifen werden.)

Natürlich – intensiver und leichter kann man ästhetischen Genuss Aktivitäten abgewinnen, die speziell dafür geschaffen sind: Singen, Tanzen oder Musizieren, wir hatten sie schon genannt. Auch hier gibt es aber die pragmatische Einstellung. All diese Tätigkeiten kann man auch ausführen, um äußeren Zielen und Bewertungskriterien zu genügen: Man kann singen für Geld oder Klavier spielen, um das Lob des Lehrers zu gewinnen, man kann einen Tanz besonders korrekt gemäß traditionellen Vorschriften ausführen wollen. Diese vermehrte Ich-Beteiligung vermindert aber den Genuss (und beeinträchtigt oft auch die Qualität der Ausführung). Deshalb gilt auch hier: Wenn Sie all dies zum Auftanken tun, dann lassen Sie alle Normen und Kriterien los und tun Sie es in der Weise, die Ihnen am meisten Freude macht.

Man kann die ästhetische Grundhaltung als Vorstufe einer Haltung der Achtsamkeit betrachten. Die Ich-Funktionen Reflektieren, Werten und Wollen sind sehr reduziert, aber in Resten noch aktiv: Wir testen verschiedene Aktivitätsvarianten auf der Suche nach dem genussvollsten Ablauf. Ist das Optimum dann gefunden, kann man das Ich noch weiter reduzieren, um in Achtsamkeit beziehungsweise Flow aufzugehen. Und hier funktioniert das Auftanken am effektivsten.

Schauen wir uns einige wichtige potenzielle Flow-Aktivitäten genauer an:

Sport

Gute Auftank-Effekte und wenig logistische Voraussetzungen haben Ausdauersportarten wie Walken, Joggen, Radfahren oder Schwimmen. Studien haben gezeigt, dass regelmäßiger Ausdauersport die gleichen Wirkungen gegen Depressionen hat wie antidepressive Medikamente. Auch wir machen in unserer Klinik täglich die Erfahrung, dass der kleinschrittige Wiederaufbau sportlicher Aktivität für viele Patienten ein ganz entscheidender Beitrag zur Besserung ist.
Knüpfen Sie möglichst an Sportarten an, die Sie schon längere Zeit ausgeübt haben, wo Sie auf Ausrüstung, Erfahrungen oder Reste eines guten Trainingszustandes zurückgreifen können. Lassen Sie alle Vorsätze und Erwartungen an Leistungen, Zeiten und Weiten fahren! Wichtig ist nur, dass Sie rauskommen – nach Möglichkeit ins Grüne –, sich bewegen und versuchen, Freude daran zu haben. Vor allem wenn Sie untrainiert und/oder übergewichtig sind, sollten Sie sich vorsichtig und in kleinen Schritten ansteigend belasten. Lassen Sie Ihrem Körper, insbesondere Ihren Gelenken, Sehnen und Bändern, Zeit, sich anzupassen. Beginnen Sie mit 10 Minuten und streben Sie am Ende eine Zeitspanne zwischen 30 (Joggen), 60 (Walken) oder 90 Minuten (Fahrradfahren) an. Machen Sie anfangs zwischendurch auch Pausen, beim Joggen etwa durch das Einlegen von Phasen straffen Gehens. Sie sollten ins Schwitzen kommen, aber nicht ins »Schnaufen«, das heißt, Sie sollten die Nasenatmung beibehalten können (und so gut bei Puste bleiben, dass Sie nebenher ein Gespräch führen könnten). Als Faustformel für die maximale Pulsfrequenz gilt: 220 minus Lebensalter (es

genügt, wenn Sie das zwischendurch immer einmal kontrollieren. Solange Sie nicht an Herz-Kreislauf-Erkrankungen leiden oder in sehr fortgeschrittenem Alter sind, ist eine Pulsuhr nicht notwendig).

Üben Sie, eine achtsam-ästhetische Haltung einzunehmen: Konzentrieren Sie sich auf die Wahrnehmungen – auf die Natureindrücke ebenso wie auf Ihr Körpergefühl. Versuchen Sie, sich so rhythmisch und harmonisch wie möglich zu bewegen. Versuchen Sie, Freude an der Bewegung zu haben – nur darauf kommt es an, nicht auf Zeiten und Weiten. Vielleicht kann Sie ein MP3-Player mit passender Musik dabei unterstützen. Sollten Sie Probleme damit haben, sich aufzuraffen, könnte es helfen, sich mit jemandem zu verabreden. Und die richtige Gesellschaft kann ja generell auch guttun, wenn es einem schlechtgeht. (Für Technik-Freaks sei erwähnt: Es gibt inzwischen Smartphone-Apps, die als Personal Trainer fungieren und allerlei Unterstützung bieten, unmittelbares Leistungs-Monitoring, finanzielle Anreize, Anfeuerung durch Freunde etc.)

Anderenfalls könnte es aber auch sinnvoll sein, allein zu joggen, zu walken oder Rad zu fahren. Sie können sich dann in Ihrem Eigentempo und Eigenrhythmus bewegen, erliegen nicht der Versuchung, Gespräche zu führen, und können mit Achtsamkeit bei sich und in der Natur sein. Probieren Sie, ob das Hören von passender Musik für Sie hilfreich ist – es gibt heute extrem kleine und leichte MP3-Player, die sehr komfortabel mitführbar sind. Und es gibt heute Funktionskleidung für den Sport, der es Ihnen bei fast jedem Wetter ermöglicht, sich in der freien Natur zu bewegen (außer vielleicht bei Eis und hartgefrorenem Schnee). Achten Sie insbesondere auf eine gute Beratung beim Sportschuhkauf. Es kann auch lohnen, ein Heimsportgerät für das Ausdauertraining anzuschaffen. Ich selbst bin immer wieder froh, auf ein gutes Ergometer zurückgreifen zu können, im Falle von Extremwetter oder von Verletzungen (Muskelzerrungen, Sehnenbeschwerden etc.), mit denen man nicht mehr joggen, aber noch gut Rad fahren kann. All das findet man natürlich auch in jedem Fitness-Center. Insbesondere wenn man unsportlich ist oder große Motivationsprobleme hat, kann man sich hier beraten lassen oder gar einen Personal Trainer buchen.

Versuchen Sie, auf diesen oder ähnlichen Wegen den Ausdauersport als Mittel gegen Burnout und Depression zu nutzen und später dann natürlich als Quelle regelmäßigen Auftankens. Integrieren Sie den Ausdauersport so selbstverständlich in Ihr Leben wie das Zähneputzen – möglichst dreimal pro Woche über 30 bis 60 Minuten.

Kaum etwas fehlt dem modernen Menschen mehr als Bewegung. Wenn Studien zur Wirkung von Ausdauersport auf alle möglichen körperlichen oder psychischen Erkrankungen veröffentlicht werden, dann zeigt sich fast immer ein sehr deutlicher positiver Effekt.

Musik, Gesang, Tanz

Wie schon gesagt, es gibt Tätigkeiten, die gewissermaßen eigens zum Auftanken gemacht sind: Musikhören oder Musizieren, Singen und Tanzen. In einer ästhetischen Grundeinstellung geht es darum, im Tun einen möglichst harmonischen Fluss zu erreichen, auf den unser Sinn für Ordnung und Harmonie maximal anspricht. Wir werden dann mit intensiven Stimmigkeits- und Harmoniegefühlen belohnt. In besonders gelungenen Momenten können diese Gefühle so intensiv und ergreifend werden, dass sie sich für viele Menschen geradezu spirituell anfühlen: Sie spüren eine Berührung oder gar Verschmelzung mit dem Ganzen, dem Absoluten, dem Göttlichen. Kaum etwas könnte zum Auftanken geeigneter sein.
Für Musik ist eine breite Palette positiver Wirkungen auf Psyche und Körper nachgewiesen worden: Stressreduktion, Steigerung von Aufmerksamkeit und Konzentration, Förderung der Intelligenzentwicklung, Stärkung der Immunabwehr, Heilwirkungen unterschiedlichster Art. Auch wenn es Ihnen sehr schlechtgeht – sich die Voraussetzungen zumindest zum Hören von Musik zu verschaffen sollte immer möglich sein. Ganz sicher haben Sie einige CDs mit Musik, die Ihnen gefällt oder einmal gefallen hat, und eine Abspielmöglichkeit dafür. Und wenn nicht, wäre so etwas schnell gekauft. Sollten Sie nicht längst damit vertraut sein, überlegen Sie, ob es lohnend sein könnte, sich mit der MP3-Technik vertraut zu machen. Viele der jemals eingespielten Musikstücke kann man inzwischen einzeln im MP3-Format aus dem Internet herunterladen und sich dann in beliebiger Folge auf eine CD brennen oder auf einen MP3-Player übertragen. Sie können sich

dann eine Sammlung Ihrer »Seelenmusik« zusammenstellen – ein wunderbares Mittel zum Auftanken. Ich selbst habe vor einiger Zeit damit begonnen, alle Musiktitel aus dem Internet zusammenzusammeln, die mir irgendwann im früheren Leben mal etwas bedeutet haben (die ich zum Beispiel als Jugendlicher mit meinem Kassettenrecorder aufgenommen hatte). Sie können sich konzentriert dem Genuss von speziellen Musikwerken hingeben. Es ist möglich, Meditations- und Entspannungsübungen mit Musik zu unterstützen. Eine besonders stressreduzierende Wirkung wird der indischen Sitar-Musik nachgesagt. Auch bei anspruchsvoller geistiger Arbeit kann leise Hintergrundmusik förderlich sein. Die Entstehung dieses Buches wurde über die meiste Zeit von ruhigen gregorianischen Gesängen untermalt. Und natürlich kann man bei einfacheren Tätigkeiten jede Art von Musik verschieden laut hören (was sicher nicht immer förderlich ist, weil man dann oft weder das eine noch das andere »richtig« macht).

Freilich ist Musikhören ein vergleichsweise passives Geschehen. Noch intensivere positive Gefühle können entstehen, wenn ein höheres Maß an Aktivität gefordert wird – etwa beim Tanzen zu Musik, beim Singen oder beim Musizieren mit einem Instrument. Nutzen Sie diese Möglichkeiten, sofern Sie hier Übung und sonstige Voraussetzungen haben. Wenn nicht: Vielleicht erlernen Sie ein Instrument, gehen in einen Chor oder in eine Tanzgruppe, sobald es Ihnen wieder besser geht.

Die folgende Info-Box zeigt Ihnen eine kleine Liste mit Musikwerken, die von vielen Menschen beim Auftanken als hilfreich empfunden werden (Info-Box 8).

Musik zum Auftanken

Es folgt eine Auswahl von Musikstücken, die von vielen Menschen als bereichernd empfunden werden. Sollten Sie bisher ein »Musikmuffel« gewesen sein, könnten Sie die Suche nach Ihrer »Seelenmusik« hier beginnen:

- J. S. Bach: Cembalokonzerte, Violinkonzerte, Cellosonaten, Werke für Orgel, h-Moll-Messe und Johannespassion
- Mozart: Klavierkonzerte und -sonaten, C-Dur- und c-Moll-Messe
- Beethoven: Violinkonzert, Klavierkonzerte und Symphonien
- Brahms: Ein deutsches Requiem und die Symphonien

Spiele

Auch das Spielen von Spielen ist eine gute Möglichkeit, die Aufmerksamkeit vom Grübeln abzuziehen und die psychische Aktivität in einen Fluss zu überführen, dessen Ordnung sich jeweils beim Gewinnen sprunghaft erhöht – verbunden mit einem entsprechenden Schub an positiven Gefühlen. Am besten funktioniert das sicherlich bei anspruchsvollen Spielen wie dem Schachspiel, das man zur Not ja auch allein daheim gegen den Computer spielen kann. Auch ein Teil der PC-Spiele kann als förderlich gelten. Man findet sie unter Rubriken wie Strategie- oder Aufbau-Spiele, Social- oder Health-Games. Bei SimCity etwa regelt man als Bürgermeister Aufbau und Wachstum einer Stadt. Spiele dieser Art können viel Freude machen, man entwickelt dabei durchaus wertvolle Kompetenzen

INFO-BOX 8

Chopin: Préludes, Nocturnes
Schubert: Klaviersonaten, Forellenquintett, Quintett in C-Dur
Pergolesi: Stabat Mater, Magnificat
Vivaldi: Concerti con titoli, Violinkonzerte und Cellokonzerte
Arvo Pärt: Tabula Rasa, Fratres und Alina
Keith Jarrett: The Köln Concert
David Darling: The River, Amber, 8-String Religion
Sandelan: Silence
Gesänge aus Taizé
Gregorianische Gesänge
Sitarmusik etwa von Ravi Shankar

und kann zumindest auf virtueller Ebene Kontakt und Gemeinschaft erleben. Solche Spiele können sehr in ihren Bann schlagen, allerdings auch bis hin zur Sucht und Weltflucht. Wenn es aber darum geht, »aus dem dunklen Loch« herauszukommen, kann man diesen Sog als positive Kraft nutzen. Weniger voraussetzungsreich sind Spiele wie Sudoku, und selbst das Lösen von Kreuzworträtseln oder das Legen eines Puzzles wäre besser, als herumzugrübeln.

Gedankengut von
Wissenschaft und Kultur – Lesen

Das Lesen ist nach meiner Erfahrung eine der wichtigsten Kulturtechniken – auch im Hinblick darauf, es sich gutgehen zu lassen. Lesen macht glücklich, so sagte einmal der Verleger Gustav Lübbe. Es ist eine der einfachsten Möglichkeiten, Ordnung in den Geist zu bekommen und sich in eine andere Welt zu versetzen. Eine Welt, in der es die Probleme, die einen gerade drücken, nicht gibt. Für diese Art von Weltflucht gilt das eben für Computerspiele Gesagte: Solange sie nicht derart überhandnimmt, dass sie die Lösung der realen Probleme behindert, ist sie als Mittel zum Auftanken erlaubt. Lesen ist besser als Grübeln. Und wenn es Ihnen schlechtgeht und Sie Probleme mit Konzentration und Gedächtnis haben, dann darf es durchaus auch sehr einfache Literatur sein: triviale Krimis oder Liebesschmöker, Fantasy-Literatur wie *Harry Potter, Herr der Ringe* oder das *Lied von Eis und Feuer*. Vieles davon gibt es inzwischen auch in Form von Hörbüchern (auf CD oder im MP3-Format). Wenn es einem schlechtgeht, ist das vielleicht die einfachste Form der Informationsaufnahme. Den MP3-Player kann man auch mit auf die Bank im Park oder zur Not sogar mit ins Bett nehmen. Knüpfen Sie an Ihre Voraussetzungen und Interessen an: In welchen Wissens- und Literaturbereichen haben Sie Vorwissen, das Ihnen den Einstieg erleichtert? Wo haben oder hatten Sie geistig-kulturelle Interessen? In Geschichte, Philosophie oder Kunstgeschichte? Im Bereich Naturwissenschaften oder Technik? In Themengebieten der schönen Literatur? Interessieren Sie sich für die Lebenswege herausragender Persönlichkeiten oder für Kulturen anderer Länder? Dann stöbern Sie im Internet oder in der nächsten Buchhandlung nach passenden Romanen, Sachbüchern, Biografien oder Reiseberichten!

Ich persönlich erfahre gerade durch das Lesen von (Auto-)Biografien auch immer wieder Stärkung und Trost. Wenn ich lese, dass Menschen vor 2000 Jahren – Stoiker etwa oder Buddhisten – schon nach ähnlichen Prinzipien gelebt haben, wie ich selbst sie richtig finde, dann fühle ich mich tief in wichtigen Wahrheiten verwurzelt. Wenn ich sehe, dass starke Menschen in ähnlichen Lebenssituationen ähnliche Probleme und Leiden hatten wie ich selbst, dann erfahre ich mein Leid nicht als persönliches Versagen, sondern als Teil des uns aufgegebenen Menschenloses.

Es ist sehr bereichernd und kann Energiestöße ähnlich den Aha-Erlebnissen vermitteln, wenn es einem seelenverwandten Dichter gelingt, Einsichten, die man verschwommen schon selbst geahnt hat, in wundervoller Sprache auf den Punkt zu bringen.

Waren Sie in der Vergangenheit keine »Leseratte« und sollte es Ihnen in Ihrer jetzigen Situation nicht gelingen, eine zu werden, empfehle ich Ihnen dringend, Ihre Lesefähigkeit zu trainieren, sobald es Ihnen wieder besser geht. Nicht wenige Menschen sind sehr außenorientiert: Sie gewinnen ihre positiven Gefühle durch Aktivitäten wie Sport, Geselligkeit, Reisen oder Fernsehen. Doch das ist problematisch: Sport und Reisen wird bei Alter und Krankheit immer beschwerlicher, Freunde sind nicht nach Belieben verfügbar, und Fernsehen ist zu passiv, macht träge und depressiv. Irgendwann sind wir alt, oft allein, »können nicht mehr fort« und sitzen daheim fest. Kaum etwas könnte solche Zeiten positiver füllen als die Freude am Lesen (oder Hören von Hörbüchern). Das Lesen ist der Königsweg zum Aufbau inneren Reichtums. Zum einen ist es, wie unter »Flow und innerer Reichtum« besprochen, eine Quelle guter Gefühle, die uns von der Außenwelt unabhängiger macht. Zum anderen erschließt es uns einen Reichtum an Sichtweisen und Lebenshaltungen, die es ermöglichen, flexibel auf die Zumutungen des Lebens zu reagieren.

Noch besser zementiert wird diese innere Ordnung allerdings durch das Schreiben.

Schreiben

Nicht wenigen Menschen fällt das Schreiben schwer, und sie tun es nicht gern. Im Vergleich zum Lesen erfordert das Schreiben nochmals ein deutlich höheres Maß an innerer Aktivität und Anstrengung. Sollten Sie zu den eher Schreibfaulen gehören, dann macht es sicher wenig Sinn, in einer Phase des Energiemangels damit beginnen zu wollen. War Ihnen das Schreiben aber früher wichtig und hat es Ihnen vielleicht sogar Freude bereitet, dann sollten Sie den Versuch machen, diese Ressource zu reaktivieren. Zunächst einmal kann Schreiben der Entlastung dienen und damit den Weg für das eigentliche Auftanken frei machen. Ich persönlich habe mir Folgendes zur Angewohnheit gemacht: Wenn ich zum Beispiel wegen Konflikten mit anderen Menschen herumgrübele und davon nicht loskomme, dann schreibe ich diesen Personen einen Brief, wobei für mich zunächst offenbleibt, ob ich ihn dann später als E-Mail oder in Papierform abschicke oder nicht. Dabei erlebe ich es so, dass ich mich des Problems »entäußert«, dass ich es nach draußen »entsorgt« habe. Außerdem führt das Schreiben zu größerer Klarheit, wodurch sich die gedanklichen Spannungen besser lösen und die Grübelneigung abnimmt. Die eine oder andere Mail schicke ich später ab, was dann zur realen Klärung der Konflikte beitragen kann.
Darüber hinaus kann man Geschichten, Gedichte oder Bücher schreiben, man kann seine Gedanken zu persönlichen oder sachbezogenen Themen in Tagebüchern oder Aufsätzen zu Papier bringen. Das ist eine wunderbare Flow-Aktivität. Schreiben ist so fordernd, dass die Aufmerksamkeit vollständig gebunden wird, so dass fürs

Grübeln keinerlei Reserven bleiben. Beim Schreiben entsteht eine klar umrissene neue gedankliche Struktur und Ordnung. Dies kann man als einen sehr positiven Gestaltungsprozess erleben, der tiefgreifend und nachhaltig gute Gefühle spendet. Für mich ist das Schreiben von Büchern die beständigste Quelle positiver Gefühle in meinem Leben. Auch mich kostet das Mühe und Anstrengung, aber kaum etwas erfüllt mich im Nachhinein mehr als ein gelungenes Kapitel, das mir das Gefühl gibt, komplizierte Dinge auf den Punkt gebracht zu haben. »Glück ist eine Überwindungsprämie« – nirgendwo in meinem Leben empfinde ich diese Definition als zutreffender. Und aus Gründen der Vollständigkeit sei angefügt: Nichts ist geeigneter als das Schreiben, sich umfassende geistige Inhalte wirklich anzueignen, sie dauerhaft zu hoher Ordnung auskristallisieren zu lassen und so einen festen Persönlichkeitskern mit tief verinnerlichten Werten und Überzeugungen auszubilden.

Bildende Kunst

Für viele Menschen sind auch die verschiedenen Richtungen der Bildenden Kunst wichtige Quellen des Auftankens. Holen Sie Ihre großen Bildbände heraus und erkundigen Sie sich nach der nächsten Ausstellung in Ihrer Nähe, sollten Sie zu den Kennern und Liebhabern von Kunst gehören.

Im Moment des Betrachtens von Kunst wird auf vielfältige Weise, unter anderem durch die Aktivierung »übertragener Bedeutungen« (Metaphern, Analogien), die psychische Ordnung gesteigert. Das ist die vielleicht wichtigste Quelle für das ästhetische Genießen. Wie beim Lesen herausragender Dichtung oder beim Hören von Musik kann sich das steigern bis zu höchster Ergriffenheit, zu Empfindungen der Erhabenheit, der Ehrfurcht, ja des Absoluten oder Göttlichen.

Je nach konkret dargestelltem Inhalt können natürlich auch alle sonstigen Stimmungen und Gefühle »festgehalten« und immer wieder neu ausgelöst werden (und das durchaus mit kreativen Variationen). Aber auch Gedankeninhalte, Werte und Haltungen können in Kunstwerken mehr oder weniger direkt »festgehalten« und stabilisiert werden. All das kann beim Betrachter kreative Prozesse der Erkenntnis und Selbsterkenntnis, aber auch der Bestärkung und des Trostes auslösen.

Ich selbst sammle Bildnisse und Plastiken der antiken Sagengestalt Sisyphos (der arme Kerl, der dazu verurteilt wurde, den gleichen Stein immer wieder von neuem auf eine Bergspitze zu wuchten, von der er dann immer wieder herabrollt). Wenn ich dann mal wieder frustriert bin, dass ich so immens viel Kraft aufbringen muss, um irgendetwas auch nur einen Millimeter voranzubringen, dann fällt mein Blick garantiert bald auf irgendeinen Sisyphos, und mir wird wieder bewusst: Das ist nicht mein besonderes Pech und nicht mein persönliches Versagen. Es läuft bei den anderen auch nicht anders. Seit Jahrtausenden haben die Menschen das Gefühl, Sisyphusarbeit zu verrichten. Das ist einfach unser Los, das es tapfer zu tragen gilt. Und ein in diesem Bewusstsein geteiltes Leid trägt sich einfach leichter. Sehr bestärkt werde ich oft auch durch die Reproduktion eines Gemäldes, das die berühmte, von Plutarch überlieferte Begegnung zwischen Alexander dem Großen und Diogenes von Sinope zeigt. Diogenes war bekannt für seine Verachtung vieler kultureller Missstände und seine praktisch vorgelebte Philosophie der inneren Freiheit und Bedürfnislosigkeit. Er besaß einen Becher, eine Kutte und lebte in einer Tonne. Als Alexander, der mächtigste und reichste Mann seiner Zeit, nicht ohne eine gewisse Ehrfurcht vor ihn trat und ihn fragte, ob er ihm einen Wunsch erfüllen könne, soll Diogenes geantwortet haben: »Geh mir ein bisschen aus der Sonne.« Wenn mein Blick auf dieses Bild fällt, bestärkt es mich in meiner Grundhaltung, mich im Zweifel für Dinge wie Geist, Inhalt, Kultur, Zeit und Qualität zu entscheiden und gegen die Versuchungen von Ruhm, Macht und Luxus. Wiederum fühle ich mich durch Jahrtausende hindurch mit einer tiefen Wahrheit und großen Kraft verbunden. Und in ähnlicher Weise dienen mir weitere Skulpturen und Bilder in meinem Umfeld als »geistig-moralische Tankstelle«.

Wie ist das bei Ihnen? Haben Sie »Originale« an den Wänden, die Sie zwar bezahlen konnten, die Ihnen inhaltlich aber nicht wirklich viel bedeuten? Nun, Marktwert und

Status als Original sind für die Wirkung von Kunst auf die Seele eigentlich eher unbedeutend. Sowohl der ästhetische Eigenwert eines Kunstwerks als auch seine inhaltliche Bedeutung für den Betrachter werden auch von guten Reproduktionen nahezu vollständig transportiert.

In diesem Sinne empfehle ich Ihnen, sich mit Kunstgegenständen zu umgeben, zu denen Sie eine wirkliche seelisch-geistige Verbindung spüren, die Sie in wichtigen Haltungen bestärken oder in Ihrem Hauptleid trösten. Das Internet erlaubt es heute, diese Kunstwerke aufzuspüren, in welchem Winkel der Welt sie auch immer herumstehen.

Sofern die Voraussetzungen dafür vorliegen oder leicht herstellbar sind, können Sie sich natürlich auch daranmachen, selbst etwas künstlerisch zu gestalten – Sie könnten zeichnen, malen, eine Plastik oder Skulptur erschaffen. Für die Gesundheit der Psyche ist dieses Gefühl, aus eigener Kraft etwas zu bewegen, zu verändern und aufzubauen, sehr wichtig (in der Wissenschaftssprache heißt es »Selbstwirksamkeit«). Außerdem spricht natürlich auch unser Sinn für Harmonie positiv an, wenn Sie eine neue, sinnlich wahrnehmbare Ordnung gestalten. Auch und gerade hier kann man in einen kreativen Rausch (zum Beispiel beim Malen) oder in eine meditative Versunkenheit (etwa beim Beschleifen eines Steines) geraten, wobei sich das bewusste Ich im Flow vorübergehend auflöst. Aber das sind sicher recht anspruchsvolle Auftank-Quellen, die ein gewisses Können voraussetzen. Man sollte sie in Phasen des Wohlbefindens aufbauen, um sie als Halt in Zeiten der Krise nutzen zu können.

Ähnliche Effekte können Aktivitäten haben, die den meisten Menschen sicher vertrauter sind, zum Beispiel Handwerksarbeiten, egal ob Reparaturen am Haus, Kunsthandwerk im Bastelkeller oder am Stickrahmen. Wenn man es mit der richtigen inneren Haltung betreibt – siehe unten –, dann können sogar Hausputz oder Aufräumen zur Verbesserung des Befindens beitragen. Man grübelt nicht, erlebt sich als selbstwirksam, man stellt sich einfache Ziele und erreicht sie auch. Hier schafft man ebenfalls eine deutlich sichtbare und für eine gewisse Zeit bleibende Ordnung. Wir alle wissen, wie gut sich das anfühlt, wenn man sich einmal aufgerafft hat und es geschafft ist. Wiederum erweist sich das Glück als eine Überwindungsprämie.

Was oben mit der Frage nach Kunstwerken in Ihrer Wohnung schon angeklungen ist: Wie steht es generell um die Gestaltung Ihrer Wohnung? Gefällt sie Ihnen, fühlen Sie sich wirklich wohl in Ihren vier Wänden? Gäbe es ein paar einfache Maßnahmen, um eine Verbesserung zu bewirken? Eine Auszeit bei Burnout könnte eine gute Gelegenheit sein, hier etwas nachzuholen. Malern, um neue Farben in die Wohnung zu bringen? Neue Möbel und Einrichtungsgegenstände anschaffen? Haben Sie alles, was für das Auftanken förderlich ist? Einen bequemen Lesesessel zum Beispiel, so einen mit verstellbarer Rückenlehne und Hocker für die Füße? Wenn nicht – etwas in dieser Art sollten Sie sich unbedingt anschaffen, nicht nur zum Lesen, auch zum Musikhören, Sinnieren, Film gucken etc. Wie wäre es mit ein paar Pflanzen oder einem Zimmerbrunnen – das leise Geplätscher von Wasser hat eine sehr beruhigende Wirkung. Eine Meditationsmatte mit Bänkchen oder Kissen könnte sinnvoll sein. Vielleicht überhaupt eine Ecke oder Fläche für Rituale beziehungsweise »Lebenskunst-Aktivitäten«: Gebete, Meditation, Yoga, Tai-Chi oder Qigong.

Rituale, Spiritualität

Und damit sind wir beim nächsten Punkt. Ein ganz wichtiger Aspekt von Religion, östlichen oder westlich-philosophischen Lebenskunst-Praktiken liegt darin, dass sie uns auf Abstand zu den Bagatellen und Ärgernissen des Alltages bringen, dass sie uns helfen, den Fokus auf das Wichtige und Richtige zu lenken, dass sie uns ein ganzheitliches Ordnungsraster für die meisten Aspekte des Lebens geben und dass sie Struktur in den Tag bringen. Sollten Sie in einer solchen Weltanschauung verwurzelt sein: Könnte es hilfreich sein, die damit verbundenen Inhalte und Praktiken wiederzubeleben oder zu intensivieren? Sollten Sie in diesen Dingen »heimatlos« sein – vielleicht versuchen Sie einmal, sich eine solche Lehre der Lebenskunst zu erarbeiten. Natürlich kann und will ich Ihnen nicht empfehlen, sich blind einem Dogmensystem unterzuordnen. Aber Konzepte etwa aus dem Umkreis der Philosophie oder auch des Buddhismus räumen Vernunft, Logik und eigener Erfahrung eine hohe Priorität ein (Schmid 2004, Hadot 2011, Nhat Hanh 2004). Eine »kosmische Religiosität«, wie sie zum Beispiel auch Albert Einstein vertreten hat, ist mit einer reifen Wissenschaft, die um ihre Grenzen weiß, sehr wohl vereinbar.
Und es spricht auch nichts dagegen, nur einzelne Momente oder Techniken aus einem bestimmten Lebenskunst-System herauszunehmen und sich diese in einem anderen geistigen Rahmen anzueignen. Man kann meditieren oder Achtsamkeit üben, ohne der Idee vom Nirwana zuzustimmen oder Buddhist zu sein, man kann Tai-Chi lernen, ohne das Konzept vom Chi zu teilen. So, wie sich religiöse Menschen zu bestimmten Zeiten zum Beten nie-

derlassen, kann man regelmäßige Termine mit sich selbst festsetzen, in denen man sich bestimmte wichtige Inhalte bewusst macht (siehe letztes Kapitel). All das steigert Ordnung und Flow des Tuns, des Tages und des Lebens und ist damit ein Beitrag zum Wohlbefinden.

Verbindung zu anderen Menschen als dritte Energiequelle

Im Kapitel »Auftanken – drei Energielevel« hatten wir von drei grundlegenden Quellen des Auftankens gesprochen. Zwei davon haben wir inzwischen detaillierter betrachtet: das sinnliche Genießen und die Freude an Ordnung im Flow. Die dritte grundlegende Quelle ist die Verbindung zu anderen Menschen: gedanklicher und gefühlsmäßiger Gleichklang mit dem Partner oder mit Freunden, Spaß und Humor, Flirt, Erotik und Sex, Verbundenheit und kreative Inspiration in wichtigen Engagements, Halt und Geborgenheit, wechselseitige Hilfe, Dankbarkeit etc. Auch die positive Gefühlsenergie aus diesen Quellen ist letztlich wieder evolutionärer Lohn für ein überlebensförderliches Verhalten: Fortpflanzung, Kinderaufzucht und Zusammenarbeit (bei Jagd, Verteidigung, Ackerbau, Wirtschaft etc.).
Natürlich: Bei der Freude am Miteinander mischen sich auch Momente der ersten beiden Quellen hinein. Zärtlichkeit, Sex, der Liebreiz, der von Kindern oder von »Vertretern des anderen Geschlechts« ausgeht (mir ist keine bessere Formulierung eingefallen) – das alles hat natürlich viel mit sinnlichem Genießen zu tun. Und das schöne Gefühl wechselseitigen Verstehens im Gespräch, der Gruppenflow bei gelingender Zusammenarbeit, all das entsteht aus dem Genießen von wechselseitig passenden Ordnungsmustern, die über den Einzelnen hinausgehen.
Dennoch ist es sinnvoll, diese Gemeinschaftsfreuden als eine eigenständige Auftank-Quelle zu betrachten, denn es gibt eine wichtige Besonderheit: Sie ist nicht nach eigenem Belieben verfügbar. Bücher oder Klaviere wehren

sich nicht dagegen, gelesen oder bespielt zu werden, und auch der Natur ist es immer recht, wenn Sie sie zum Spazierengehen oder Joggen aufsuchen. Anders ist das mit Lebenspartnern, Freunden oder Bekannten. Sie sind nicht immer erreichbar und haben nicht immer Lust auf Sie und das, was Sie gerade vorhaben. Wenn man zusammenfindet, ist nicht garantiert, dass gute Stimmung aufkommt. Umso sicherer geschieht das natürlich, je mehr an positiver Energie man selbst hineingeben kann (was natürlich gerade im Burnout nicht eben leicht ist). Und auch der Neugewinn von Freunden oder eines Lebenspartners ist für viele Menschen nicht einfach. Wir alle werden immer individualisierter und anspruchsvoller. Das macht es immer schwerer, Menschen zu finden, mit denen sich ein ausreichender Gleichklang auf irgendeiner Ebene ergibt. Auch im besten Falle ist stets ein gewisses Maß an »Anpassungsarbeit« erforderlich. Und wenn man durch eine Ehe, durch Kinder, durch Arbeitsplatz oder Firma fest aneinander gebunden ist, kann es sehr böse werden, wenn der Gleichklang verlorengeht und Konflikte entstehen.

Kurzum: Wir sind durch Evolution und Gene sehr auf Geselligkeit geprägt. Deshalb ist die Gemeinschaft mit anderen Menschen eine ganz zentrale Quelle für das Auftanken und unser Lebensglück. Wenn man die eigenen, intensivsten Glücksquellen mit anderen teilen, sie im Gleichklang mit seelenverwandten Menschen ausleben kann, dann ist das vielleicht das höchste Glück für uns auf Erden. Zugleich aber gilt: Gemeinschaftsglück aufzubauen ist oft schwierig, störanfällig und stellt hohe Anforderungen an unsere sozialen Kompetenzen und unseren Energielevel.

Daraus folgt: Um den Aufbau eines neuen Freundeskreises oder einer neuen Partnerschaft sollten Sie sich vorzugsweise in einer Lebensphase bemühen, in der es Ihnen überwiegend gutgeht. In Ihrer jetzigen Situation gilt eher das Folgende: Wenn Sie belastbare Freundschaften, eine Partnerschaft oder Familie haben, dann gehen Sie nach Möglichkeit offen mit Ihrer Situation um. Erklären Sie Ihre Problemsituation und besprechen Sie, in welcher Form Ihre Freunde bereit wären, Sie zu unterstützen. Möglich wären Treffen, Telefonate, Gespräche, wobei es auch hier gut wäre, dem Problem nicht zu viel Aufmerksamkeit zu schenken (um es nicht in Teufelskreisen zu verschlimmern). Sagen Sie Ihren Freunden: »Fragt nicht zu oft nach meinem Befinden, fühlt euch nicht unter Druck, Ratschläge oder sonstige spezielle Hilfe geben zu sollen. Akzeptiert einfach, dass ich derzeit meist etwas niedergeschlagen und verlangsamt wirke, dass ich nicht so spritzig und witzig bin wie früher. Lenkt meine Aufmerksamkeit auf Dinge, die uns schon immer gemeinsam interessiert haben. Ladet mich zu euren Unternehmungen ein. Lasst mich dabei sein, aber erwartet nichts von mir und fühlt euch durch mich nicht gestört. Wenn mir danach ist, klinke ich mich ein, ansonsten bin ich halt ein eher passiver Teilnehmer.« Sollten Sie Schwierigkeiten damit haben, sich zu bestimmten regelmäßigen Aktivitäten wie Spazierengehen oder Joggen aufzuraffen, dann könnten Sie eine soziale Kontrolle etablieren: Lassen Sie sich anrufen oder mitnehmen, vereinbaren Sie einen Kontrollanruf, falls Sie bis zu einem bestimmten Zeitpunkt keine Bestätigungs-SMS geschrieben haben – etwas in dieser Art.

Sollten Sie aber sozial schon sehr isoliert sein und keine Freunde für Absprachen der obengenannten Art mehr haben, würde ich Ihnen das Folgende empfehlen: Versuchen Sie jetzt nicht krampfhaft, neue Freunde zu finden, heben

Sie sich das für später auf. Akzeptieren Sie die Situation vorerst. Machen Sie sich bewusst: Ja, wir sind soziale Wesen, der Mitmensch ist für uns eine wichtige Quelle von Kraft und Freude. Für unsere Menschenaffen-Vorfahren war eine ausreichend harmonische Integration in den Sozialverband eine Überlebensvoraussetzung. Aber wir Menschen und unsere modernen Gesellschaften sind komplexer. Wir sind auf keine bestimmte soziale Gruppe angewiesen, weil es viele Alternativen gibt: Man kann den Partner, den Freundeskreis, das Team, die Firma oder das Land wechseln. Und wir können es auch lernen, überwiegend allein zufrieden, ja sogar glücklich zu sein.

Wenn wir die Auftank-Quellen eins und zwei ausreichend kultivieren und nutzen lernen, dann können wir auf die Auftank-Quelle drei zeitweilig oder auch längerfristig verzichten. Es ist sogar ganz wichtig, dass man diese Fähigkeit besitzt beziehungsweise erwirbt. Nur wer keine zu große Angst vor dem Alleinsein hat, kann Beziehungen souverän gestalten. Sollten Sie also derzeit weitgehend ohne Beziehungen dastehen, dann sehen Sie das Ganze als Übungs- und Trainingssituation. Machen Sie aus der Not eine Tugend nach dem Motto: Die Raben schwärmen in Scharen – der Adler aber fliegt allein. Vieles für das persönliche Wachstum sehr Wichtige kann man nur allein tun (Lesen, vertieftes Nachdenken). Nicht umsonst suchen spirituelle Menschen oft Situationen der Einsamkeit zum persönlichen Wachsen. Man kann sagen: Erzwungenes Alleinsein ist das Furchtbarste, gewolltes Alleinsein dagegen das Herrlichste auf der Welt. Welche der beiden Varianten für Sie Realität hat, hängt natürlich sehr von Ihren bewusst gewählten Sichtweisen und Einstellungen ab. Ob Sie betrübt einsam sind oder freudig allein, das ist Ihre Entscheidung! Üben Sie, die Kraft der Stille und der Ruhe zu spüren, lernen Sie, das Allein- und Bei-sich-Sein zu genießen, lernen Sie, sich selbst ein guter Gesellschafter zu sein, treten Sie in einen spannenden Dialog mit sich selbst (»Selbstgespräche« sind normal und können schädlich, aber auch sehr förderlich sein, das hängt ganz von ihrer Richtung ab).

Und natürlich ist es auch erlaubt, sich ein wenig soziale »Ersatzbefriedigung« zu verschaffen. Sie könnten in eine Selbsthilfegruppe gehen oder gar eine gründen. Im erwünschten Nebeneffekt stillt natürlich auch eine Psychotherapie soziale Bedürfnisse, insbesondere die stationäre Therapie in einer Klinik. Wer regelmäßig in ein Fitness-Center geht oder sich zum Lesen täglich zwei Stunden in ein Café setzt, fühlt sich sozial weniger isoliert.
Und auch Haustiere wie Katzen oder Hunde können Einsamkeitsgefühle lindern. Ja, manchen sind die Tiere sogar liebere Weggenossen als die Mitmenschen. So lesen wir bei Schopenhauer: »Dass mir mein Hund viel lieber sei, sagst du, oh Mensch, sei Sünde. Der Hund bleibt mir im Sturme treu, der Mensch nicht mal im Winde!«
Und schließlich bieten auch Filme, Serien oder Bücher legitime soziale Ersatzbefriedigung. Man kann hier in die Entwicklung menschlicher Schicksale und in die Lösung zwischenmenschlicher Konflikte derart hineingezogen werden, dass man Tränen vergießt. Und auch diese Tränen der Rührung, der Freude oder der Trauer bringen Bewegung in die Seele und sind deshalb ein wenig heilsam. Sie lassen uns Werte fühlen, für die es sich lohnt zu leben und sich zu engagieren. Auch das füllt unseren Energietank.

Mit Haltung die Blockaden überwinden – überblähtes Ich

Nun wird es konkret – Sie sitzen oder liegen daheim oder im Patientenzimmer einer Klinik. Jetzt wollen Sie sich aufraffen und mit dem Auftanken beginnen: Walken gehen, ein Buch lesen oder in der Hobbywerkstatt etwas bauen. Wahrscheinlich stellt sich Ihnen nun die eine oder andere der folgenden Hürden in den Weg. Deshalb sollten Sie um diese Hürden wissen und die richtige innere Haltung einnehmen, um ihnen konstruktiv zu begegnen. Vieles hierfür Hilfreiche hatten wir in den Vorkapiteln schon zusammengetragen – hier soll es noch einmal für den unmittelbaren Umgang mit Auftank-Aktivitäten zusammengefasst werden.

Zunächst könnte ein im Sinne von Abbildung 1 (rechts) aufgeblähtes Ich bei unterdrücktem Selbst hinderlich sein. Hier geht es dann darum, die verantwortlichen Muss-Vorstellungen zu erkennen und loszulassen, sich förderliche Sätze bewusst zu machen (siehe Info-Box 6), die Quellen des inneren Glücks zu aktivieren und noch einmal an die Worst-Case-Szenarios zu denken. Das wirkt ja auf den ersten Blick wirklich verrückt: Da ist Ihre ganze Lebenskonstruktion am Wanken, und man versucht Ihnen einzureden, dass es jetzt wichtig sei, irgendwelche Sachen zu machen, die nichts mit der Stabilisierung Ihrer Situation zu tun haben, Sachen, die, äußerlich betrachtet, völlig nutzlos sind. Aber genau so muss es sein: Sie müssen Ihre innere Wertepyramide vom Kopf auf die Füße stellen! Sie leben nicht, um zu leisten, Sie leisten, um zu leben. Und Leben heißt in erster Linie: das Sein um seiner selbst willen genießen! Dinge tun, die einfach nur Freude machen. Seinen Gedanken nachhängen, mit allem Möglichen herumspielen und dabei nebenbei und ungezielt vielleicht sogar Einsichten und Ideen gewinnen, die später einmal von Nutzen sein können. Eine Stunde Freude beim Lesen oder im Angesicht eines Sonnenuntergangs am See kann mehr wert sein als ein ganzes Jahr im Hamsterrad einer Erfolgs- und Luxusumgebung, in der man aber nicht für eine Minute zu wahrer Besinnung gekommen ist. Diese Momente sind es, für die wir leben und durch die wir leben. Sie müssen dies unbedingt (wieder) lernen. Vielleicht gelingt es Ihnen ja auch, übergangsweise etwas »Halbnützliches« zu finden. Vielleicht macht es Ihnen Freude, eine Fremdsprache zu erlernen beziehungsweise sich in ihr zu verbessern oder sich ein neues PC-Programm (zum Beispiel für die digitale Nachbearbeitung Ihrer Fotos) anzueignen – solche Dinge könnten dann vielleicht auch mal beruflich Nutzen erlangen. All dies sollte dazu beitragen, den inneren Ich-Druck abzubauen, Sie lockerer zu machen, um der Entfaltung des Selbst mehr Raum zu geben.

Träges und erstarrtes Selbst

Die meisten Menschen haben zeitlebens, auch wenn sie gesund sind, mit einer gewissen Trägheit zu kämpfen. Sitzt man nach dem Essen erst einmal auf der Couch vor dem Fernseher, fällt es oft schwer, sich zu Aktivitäten aufzuraffen, zum Sport, zum Lesen oder zum Kücheaufräumen. Evolutionspsychologisch macht das auch Sinn: Im Leben unserer Vorfahren gab es all diese Aktivitäten nicht. War der Magen voll, signalisierte der Körper ans Gehirn: Hinlegen, ausruhen, Kräfte sparen, keine unnötigen Risiken eingehen. Diejenigen, die nach Sicherung der biologischen Grundbedürfnisse in den Zustand der Trägheit übergingen, hatten mehr Nachkommen, von denen stammen wir ab. Zur Ausführung kultureller Luxusaktivitäten müssen wir deshalb oft eine gewisse Aktivierungsschwelle überwinden – wir müssen uns »aufraffen«, »anschieben«, »in den Hintern treten« und so weiter. Hat man diese Aktivierungsenergie erst aufgebracht, ist es meist so, dass die Aktivität ihrerseits zur Erzeugung von Energie führt. Wie schon gesagt: Oft wird dabei mehr Energie freigesetzt, als man zur Aktivierung hat hineinstecken müssen. Im Grunde finden wir hier das Prinzip der chemischen Reaktion, und solche Reaktionen werden ja dabei auch aktiviert: Aus einem Häufchen Schwarzpulver kann man eine Riesenmenge Energie gewinnen – aber man muss vorher die Kraft aufbringen, ein Streichholz zu entzünden. Fast immer werden Sie deshalb erleben, dass es Ihnen nach Ihren Aktivitäten besser geht als davor – speichern Sie diese wichtigen Erfahrungen explizit und bewusst ab und aktivieren Sie diese Erinnerung, wenn Sie wieder vor einer Aktivierungshürde stehen. Ich nenne das

gern das Wasserrutschen-Prinzip: Zuerst muss man hinaufklettern, und dann geht es juchzend bergab. Viele Menschen leben nach dem Prinzip: Ehe ich etwas tue, muss ich erst in der richtigen Stimmung dafür sein. Nun, die Chinesen sagen an dieser Stelle: Man muss sehr lange mit offenem Mund in der Gegend herumstehen, ehe einem eine gebratene Taube hineinfliegt. Demgegenüber ist es möglich, sich in die passende Stimmung hineinzuhandeln. Der Appetit kommt mit dem Essen, sagt der Volksmund. An dieses Prinzip sollten Sie sich halten.
Wenn dies auch in guten Zeiten schon so ist, so gilt es umso mehr in Phasen von Depression oder Burnout. Hier ist das Selbst nun nicht nur normal träge, es ist auch noch vom aufgeblähten Ich erdrückt oder in Empfindungslosigkeit erstarrt. Man hat keine Energie und keine Lust, irgendetwas zu tun. Die innere Stimme sagt: »Das hat keinen Sinn, es macht eh keine Freude. Du schaffst das nicht. Du hast einfach keine Kraft.« Nun, zum Teil stimmt das natürlich auch, aber eben nur zum Teil. Es fehlen Ihnen vielleicht 30 oder 50 Prozent Ihrer Energie, aber nicht 90 Prozent. Und mit 50 oder 70 Prozent Ihrer Energie sind Sie durchaus in der Lage, eine Menge zu tun: einen Spaziergang machen, sich in ein Café setzen, in einem Magazin oder einem Buch lesen. Lassen Sie sich einfach mehr Zeit und machen Sie langsamer und kürzer, aber tun Sie etwas. Machen Sie Ihrem Selbst immer wieder Angebote. Betätigen Sie mit viel Geduld immer wieder den Starter Ihres Motors. Irgendwann springt er wieder an. Setzen Sie sich dabei vor allem nicht unter Druck, formulieren Sie Verhaltensziele, nicht Ergebnisziele. Nicht: 8 km in einer Stunde joggen, sondern: 30 Minuten mit einer Geschwindigkeit joggen, bei der es sich angenehm anfühlt. Nicht: »Ich geh jetzt in ein Café, um einen potenziellen Partner

kennenzulernen«, sondern: »Ich setze mich zwei Stunden in ein Café, um in einer Zeitschrift zu lesen, die Leute zu beobachten, die Seele baumeln zu lassen und geschehen zu lassen, was geschieht.« Vor allem sollten Sie nicht versuchen, gute Gefühle herbeizuzwingen! Positive Gefühle sind zart und scheu wie Vögel – wenn man sie fangen will, fliegen sie davon. Wenn Sie etwa einen Spaziergang machen und dabei ständig in sich hineinschauen, ob da nicht schon Glücksgefühle spürbar wären, dann passiert zweierlei: Zum einen stören Sie das zarte Aufkeimen dieser Gefühle. Der geringste innere Druck wirkt hier vernichtend. Zum anderen: Dadurch, dass Sie Ihre Aufmerksamkeit nicht völlig draußen bei den Schönheiten der Natur haben, entkoppeln Sie sich von den Auslösebedingungen positiver Gefühle.

Hier ist eine Haltung der Achtsamkeit gefragt – und viel Geduld. Konzentrieren Sie sich auf die Wahrnehmungen Ihrer Sinne, ja versuchen Sie, Ihr Bewusstseinsfenster vollständig damit zu füllen. Sobald sich positive Empfindungen zeigen, können Sie versuchen, Ihr Tun so auszurichten, dass diese Empfindungen zunehmen (ästhetische Tätigkeitseinstellung). Sagen Sie sich: »Es ist nachgewiesen, dass Aktivitäten dieser Art grundsätzlich Besserung bringen. Deshalb mache ich das jetzt einfach, ohne zu fragen und ohne nachzudenken. Ich mache es, wie ein Tier es tut. Ich weiß, dass es irgendwann Besserung bringt, vielleicht heute oder morgen, in einer Woche oder erst in einem Monat. Es ist mir egal, ich lauere nicht darauf. Selbst wenn ich alles falsch mache, wird sich irgendwann Besserung einstellen, weil alles in der Natur zyklisch ist: Auf jeden Winter folgt ein Sommer.« Komplexe positive Gefühlsprozesse wie Glück, Flow oder Auftanken kann man nicht erzwingen. Man kann nur halbwegs optimale äußere und innere Bedingungen für sie schaffen, Bedingungen, die die Wahrscheinlichkeit steigern, dass sie eintreten. Das Glück kann man nicht ergreifen. Man kann sich nur günstig darbieten, um von ihm ergriffen zu werden.

Negative Empfindungen und Gefühle

Auch negative Empfindungen wie Schmerzen oder Müdigkeit, ungute Gefühle wie Angst, Traurigkeit oder Ärger können sich Ihrem Bemühen um Auftank-Aktivitäten entgegenstellen. Wie schon in den Anfangs-Kapiteln dieses Buches besprochen, gilt es hier in erster Linie, einen Kampf gegen diese Empfindungen und Gefühle zu vermeiden. Begegnen Sie ihnen mit Achtsamkeit: Wenn man sie rein von der Empfindung her nimmt, wie sie sind, und die Eskalation durch den inneren Quatschautomaten vermeidet, dann kann man sie aushalten. Und man kann auch mit ihnen und durch sie hindurch alles tun, was zu tun ist. Denken Sie an den Muskelkater – Sie können ihn genießen, obwohl er eine Form des Schmerzes ist. Fragen Sie sich: »Warum leide ich eigentlich unter meinen Beschwerden? Großenteils doch deshalb, weil ich sie als unangenehm und gefährlich definiere, weil ich der Überzeugung bin, dass ich sie nicht haben sollte, weil ich sie bekämpfe und wegmachen will.« Wenn das nicht sofort gelingt, steigert sich das negative Befinden: Sie fühlen sich ohnmächtig, ausgeliefert und hoffnungslos, Angst und Wut nehmen zu. Sagen Sie sich: »Ich weiß, dass diese Empfindungen normal und ungefährlich sind. Ich weiß, dass sie irgendwann vorübergehen. Wenn ich ihnen mit Achtsamkeit begegne, sie annehme, ja versuche, sie ein bisschen zu lieben« (Sie wissen schon: die Melancholie des Genies), »dann kann ich sie aushalten, kann sie, wenn nicht als angenehm, so doch als neutral empfinden und ihnen mit Gleichgültigkeit begegnen. Ich kann ihnen den Rücken zukehren und mich auf meine Auftank-Aktivitäten konzentrieren.« Wenn wir auf das Negative negativ reagieren, schaukeln wir es auf und vergrößern die Negativität. Wenn wir aber gelassen oder sogar positiv annehmend auf das Negative reagieren, flaut es ab, oder wir können es sogar aktiv reduzieren.

So wie dunkle Regenwolken normale und unvermeidliche Wettererscheinungen sind, so sind negative Empfindungen, Gefühle und Gedanken normale und unvermeidliche Phänomene unseres psychischen Lebens, die aber genauso sicher wieder verschwinden wie die dunklen Wolken am Himmel. Nehmen Sie immer öfter diese Position des stoisch-gelassenen oder gar wohlwollenden Beobachters ein, der sich der Leerheit und Vergänglichkeit dieser Erscheinungen in seinem Rücken bewusst ist und mit Ruhe, Konzentration und Selbstachtsamkeit nach vorne handelt.

Lernen und Üben

Wie schon besprochen: Viele Menschen mit Burnout haben über Jahre und Jahrzehnte sehr nach außen gewandt gelebt: Sie haben positive Gefühle überwiegend oder ausschließlich aus äußerer Leistung und Anerkennung gewonnen. Sie haben nicht gelernt oder verlernt, positive Gefühle aus inneren Quellen zu schöpfen. Sie haben es unterlassen, diese Quellen systematisch aufzubauen und zu entwickeln. Nichts ist jetzt wichtiger als die folgende Erkenntnis: Ich muss nach meinen ureigenen Interessen, Neigungen und als sinnhaft erlebten Engagements suchen. Ich muss mir diese Inhalte aneignen und lernen, so mit ihnen umzugehen, dass ich Freude an ihnen habe. Ich will lernen und üben, aus diesen Quellen heraus Zeiten des Alleinseins positiv zu gestalten. Sicher, wir haben es immer wieder gesagt: Sich etwas völlig Neues und Komplexes in Zeiten der Depression anzueignen ist schwierig. Das Schachspiel, das Klavierspiel oder die Liebe zur antiken Philosophie – solche Dinge sollte man sich zu eigen machen in Zeiten der Energiefülle und des Wohlbefindens. Aber mit Sicherheit gibt es auch bei Ihnen Inhalte, Aktivitäten und Interessen, mit denen Sie sich in früheren Jahren einmal intensiv beschäftigt haben. Sie sollten den Versuch machen, sie zu reaktivieren und an ihnen anzuknüpfen. Zudem werden viele Auftank-Aktivitäten von Basiskompetenzen getragen, in denen jeder eine grundlegende Übung hat: Ausdauerbewegung, Lesen, Schreiben, Hörbücher oder Musikhören – in all diesen Dingen haben Sie Grundvoraussetzungen, die Sie durch Lernen, Übung und Training weiterentwickeln können.
Es gibt nichts, was man nicht üben und trainieren könnte:

Konzentration, Gedächtnisleistung, Selbstdisziplin, Frustrationstoleranz, Konsequenz, Argumentationsvermögen, Muskelkoordination und -leistung etc. Und oft stellt sich die wahre Freude erst auf einem bestimmten Kompetenzniveau ein. Sehen Sie Schwierigkeiten als Lernchancen, halten Sie längere Zeit durch, geben Sie dem Lernen eine Chance. Sagen Sie nicht vorschnell: »Das ist nichts für mich!«, »Das lern ich nie!« oder »Das macht mir keine Freude!«. Verfahren Sie nach dem Prinzip der kleinen Schritte. Wenn es schwierig wird: die Schrittlänge verkleinern. Aber nicht stehenbleiben. Mit Konsequenz und Kontinuität einen Fuß vor den anderen setzen. Wenn ich dies schreibe oder sage, kommt mir immer eine Bildsequenz aus irgendeinem Abenteuerfilm in den Sinn: Ein Fähnlein Fremdenlegionäre wankt langsam in Reihe durch die Sahara. Sie dürfen das Ziel – die Oase – nie aus dem Blick verlieren, und sie dürfen nicht stehenbleiben, sonst sind sie verloren. Da Sie ja nicht in einer ganz so martialischen Lage sind: Wenn Sie einmal hinfallen: Raffen Sie sich so bald wie möglich wieder auf. Verfahren Sie nicht nach dem Alles-oder-nichts-Prinzip: »Jetzt bin ich meinem Plan untreu geworden – es hat eh keinen Zweck.« Wir Menschen sind keine Maschinen. Es wird immer schlechte Tage und Ausrutscher geben. Das ist normal. Aber man kann Ausrutscher eingrenzen auf ein Maß, in dem sie keinen großen Schaden anrichten. In der Realität gibt es kein Schwarz oder Weiß. Im Leben gilt nicht alles oder nichts, sondern immer etwas dazwischen. Jede noch so kleine Eingrenzung des Negativen ist gut und von Nutzen. Sie werden staunen, was eine 80-prozentige Konsequenz für Wunder bewirken kann, wenn Sie sie über eine längere Zeit durchhalten: wenn Sie über ein Jahr Ihrem Sport-, Lese- oder Ernährungsprogramm zu 80 Prozent treu bleiben. Programm? – ja, machen Sie sich einen Aktivitätenplan!

Auftanken nach Plan

Auftanken heißt also, innengeleitet im Eigenrhythmus das Ureigene tun, gestalten und wachsen lassen, Auftanken heißt, ichvergessen aufzugehen in der Gestaltung einer ureigenen Sache und/oder im Gleichklang mit sympathischen Mitmenschen (wobei Letzteres aber, wie besprochen, voraussetzungsreicher, weniger berechenbar und störanfälliger ist). Auftanken setzt Zeit und eine Reihe von verfügbaren Auftank-Aktivitäten voraus, zwischen denen man nach Lust und Laune wechseln kann.
Und das, so könnte man sagen, funktioniert dann ein wenig so wie das Segelfliegen. Ein Segelflugzeug muss erst einmal durch Motorkraft von einer Seilwinde auf eine bestimmte Mindesthöhe gebracht werden. Dann geht es in den Gleit-Sink-Flug über. Immer wenn es einen Aufwind findet, wird das Absinken von Steigflugphasen unterbrochen. So kann sich der erfahrene und vorausschauende Pilot mit gutem Bauchgefühl für die Thermik von »Aufwind-Tankstelle« zu »Aufwind-Tankstelle« hangeln und unter günstigen Bedingungen bis zu 1000 km weit segeln, ehe die Glückssträhne abbricht und das Flugzeug dann doch auf den Boden hinuntergleitet.
Wie beschrieben, müssen auch wir uns für Tätigkeitsphasen oft mit der Seilwinde unseres Willens zunächst auf ein höheres Energieniveau hieven. Ungeliebte, energiezehrende Arbeiten bewirken dann einen Sinkflug. Kluges Selbstmanagement sorgt allerdings dafür, dass die Restenergie immer noch dafür ausreicht, um die nächste Auftank-Aktivität in Gang zu bringen, die uns dann wieder auf ein höheres Energieniveau hebt. Glücklichsein wäre aus dieser Sicht die Kunst, sein Energie-

Flugzeug möglichst lange in möglichst großer Höhe zu halten. Und genau dies ist Ihre Aufgabe für die nächsten Wochen. Bringen Sie sich gleich früh auf ein ausreichend hohes Energieniveau – durch genügend Schlaf, (kaltes) Duschen und Sport am Morgen (oder wenigstens einen Spaziergang), und auch gegen Kaffee oder Tee spricht nicht wirklich etwas. Und dann wechseln Sie innengeleitet nach Lust und Laune von Auftank-Aktivität zu Auftank-Aktivität.

So wie jeder Aufwind beim Segelflug mal ein Ende nimmt, so erschöpft sich auch jede Auftank-Aktivität nach einer gewissen Zeit, weil Konzentration (beim Lesen), Kraft (beim Sport) und Freude (bei allem durch Gewöhnung) irgendwann nachlassen. Oder auch, weil manches zum Abschluss kommt (Bücher, Filme, Projekte). Versuchen Sie entweder schon in der Abklingphase einer Aktivität oder nach deren Abschluss zu erspüren, worauf Sie als Nächstes Lust haben, und wenden Sie sich dann dieser neuen Aktivität zu. Versuchen Sie den Wechsel noch ein wenig hinauszuzögern, wenn Sinneinheiten kurz vor dem Abschluss stehen, wenn es um das »Starten des Selbst« geht oder Training und Lernen ein Ziel sind. Nur noch ein wenig durchhalten, aber nicht bis in den Bereich des Selbstquälerischen. Sinn- oder Übungskontinuität können Sie auch dadurch sichern, dass Sie relativ schnell wieder zu diesen Inhalten zurückwechseln.

Machen Sie sich nun eine Liste verfügbarer Auftank-Aktivitäten. Angeregt durch die obenstehenden Darstellungen: Welche Aktivitäten waren einmal oder sind noch heute emotionale Tankstellen für Sie? Welche neuen Inhalte interessieren Sie – könnten Sie mit ein bisschen Lernen und Übung Auftank-Aktivitäten aus ihnen machen? Überlegen Sie, ob Sie die äußeren Voraussetzungen für die Aktivitäten auf Ihrer Liste haben, und wenn nicht, ob Sie sie schaffen können: im Fitness-Center anmelden, einen Lesesessel oder eine Musikanlage kaufen, mit Freunden Absprachen treffen etc. Schaffen Sie diese Voraussetzungen.

Im nächsten Schritt machen Sie sich einen Wochenplan. Moment mal – Plan? Das klingt doch irgendwie nicht gut und schon gar nicht nach Auftanken. Nun, diese Sache ist tatsächlich zweischneidig. Sich nach Lust und Laune treiben lassen und nach Plan vorgehen – das beißt sich offenbar irgendwie. Aber man kann sich eben nur in einem gesicherten Rahmen entspannt treiben lassen und in dem Wissen, dass für die Erledigung wichtiger Basisdinge gesorgt ist. Auch wenn es uns gutgeht, müssen wir uns ab und zu ein wenig »anschieben«, um unsere Auftank-Aktivitäten zum Selbstlauf zu bringen. Und dazu brauchen unsere Willenskräfte das Gerüst eines Plans als Halt und Widerpart. Ich selbst treibe gern und regelmäßig Sport. Oft habe ich richtig von innen heraus Lust dazu. Aber nicht selten fehlt auch ein Quentchen Energie zum Überschreiten dieser Schwelle. Dann ist es gut, einen festen, unumstößlichen Termin zu haben, an dem meine Willenskräfte ansetzen können, um mich in Schwung zu bringen.

Gerade wenn Sie eben erst aus dem Hamsterrad ausgestiegen sind, das Ihnen jeden Schritt von außen vorgegeben hat, und jetzt vielleicht vier Wochen freier Zeit vor sich haben, könnte es wichtig sein, dem Tag bewusst eine Grundstruktur zu geben, um nicht ins andere Extrem zu kippen und zu »versumpfen«. Was weiter für eine detailliertere Planung spricht, wäre:

1. Sie verfügen kaum über prompt funktionierende Auftank-Aktivitäten und müssen da vieles noch entwickeln.
2. Ihr Selbst ist noch stark in Trägheit und Erstarrung gefangen.
3. Sie sind ein Mensch, der generell Schwierigkeiten mit Selbststrukturierung und Selbstdisziplin hat.

Letzteres galt zum Beispiel für den Journalisten Holger Senzel. In seinem Buch *Arschtritt* beschreibt er, wie er sich durch konsequente und minutiöse Durchplanung von vier Wochen im Sinne einer für Körper und Geist gesunden Lebensweise aus dem Sumpf einer mittelschweren Depression gezogen hat.

Machen auch Sie sich für Ihre vier bis sechs Auftank-Wochen einen Plan, egal wo und wie Sie sie verbringen (sollten Sie in einer Klinik sein, dann ergänzen Sie den »offiziellen« Therapieplan durch Ihren persönlichen Plan). Strukturieren Sie Ihren Plan so feinmaschig, wie Sie glauben, dass es erforderlich ist, und verändern Sie ihn entsprechend Ihren Erfahrungen.

Starten Sie den Tag gemäß Ihrem Plan und halten Sie die Grundstruktur ein (Aufsteh- und Zubettgeh-Zeiten, Essenszeiten etc.). Wenn Sie im Laufe des Tages aber Ihre innere Stimme deutlich vernehmen, dann folgen Sie ihr und weichen gegebenenfalls vom Plan ab. Wenn Sie Lust haben, ein Buch zu Ende zu lesen, statt ins Kino zu gehen – oder umgekehrt –, dann machen Sie das. Wenn ein Freund Sie unerwartet anruft und zu einer Unternehmung einlädt, zu der Sie Lust haben, dann sagen Sie zu – in diesem Falle dürfen Sie sogar das Kelleraufräumen auf morgen verschieben. Wenn die innere Stimme Ihrer Freude klare Ansagen macht, dann folgen Sie ihr und lassen den Plan Plan sein. »Das Leben ist das, was dazwischenkommt, während man das Leben plant«, so soll es einmal John Lennon gesagt haben. Bleiben Sie dagegen beim Plan oder kehren Sie zu ihm zurück, wenn die innere Stimme schweigt und Sie zu nichts recht Lust haben oder wenn Sie destruktive innere Impulse verspüren, die Sie zu Aktivitäten verleiten wollen wie: allzu langes Rumhängen und Nichtstun, fernsehen, übermäßig futtern oder Alkohol trinken, im Übermaß leistungsorientiert Sport treiben etc.

Hier ein paar Punkte, die zu berücksichtigen mit hoher Wahrscheinlichkeit auch für Sie förderlich wäre:

- Ein morgendlicher und abendlicher Termin mit sich selbst – was das ist, wird im nächsten Kapitel besprochen.
- Rituale: regelmäßige Aufsteh- und Zubettgeh-Zeiten, nach Möglichkeit regelmäßige Essenszeiten, vielleicht nach dem Aufstehen (kaltes) Duschen und Bewegung an der frischen Luft, danach in Verbindung mit dem Frühstück Kaffeetrinken und eine Stunde Zeitungs-/Zeitschriftenlektüre, nach dem Mittagessen ein Nickerchen, vor dem Schlafengehen Musikhören oder entspannende Lektüre, Praktiken wie Meditation, Tai-Chi oder Yoga zu festen Zeiten.
- Täglich Bewegung: längere Spaziergänge oder Sport.
- Arbeiten in Sachen Haushalt und persönliche Verwaltung. Weil das oft als unangenehm erlebt wird, empfiehlt es sich, dies möglichst als Erstes zu erledigen und zur Selbstbelohnung im Anschluss etwas besonders Angenehmes zu tun.
- Täglich entspanntes Lesen und sich Zeit nehmen zum

Sinnieren/Nachdenken über das Gelesene oder auch Aufschreiben eigener Gedanken.
- Konstruktives Nachdenken/Arbeiten an den persönlichen Lebensproblemen, eventuell schriftlich.
- Zeiten der Muße, Tagträumen, Musikhören, ausgewählter DVD/TV-Konsum.
- Outdoor-Unternehmungen, Treffen mit Freunden.

Mit Blick auf den letzten Punkt sei noch ergänzt: Hier könnte es unter Umständen hilfreich sein, sich auch einmal intensivere, ja existenzielle Erfahrungen zuzumuten: eine sehr anstrengende Bergwanderung mit Freunden, ein paar Tage in der freien Natur in einer archaischen Hütte ohne fließend Wasser und Strom, das Begehen eines Hochseilgartens, in einem Segelflugzeug oder Gyrokopter mitfliegen, River-Rafting, einen Tandem-Fallschirmsprung absolvieren, Bungee-Jumping – Sachen dieser Art. Derart intensive Reize und Erfahrungen können ein erstarrtes Selbst gewissermaßen durch einen schockartigen Energiestoß zum Auftauen bringen und den Weg zum Auftanken frei machen.

Auf längere Sicht sollten Sie lernen, Genusstage wie Gesamtkunstwerke zu zelebrieren. Man kann einen ganzen Tag lang auf einer Welle des Wohlbefindens surfen. Bauen Sie auch nach Ihrem Neustart im Beruf solche Genusstage in regelmäßigen Abständen in Ihr Leben ein. Zumindest einen der beiden Tage des Wochenendes sollten Sie sich hierfür reservieren.

Wiedereinstieg

Im Rahmen der oben unter dem sechsten Punkt genannten Aktivitäten müssen Sie sich gegen Ende Ihrer Auszeit auch der Frage stellen, wie es konkret weitergehen soll. Mit allergrößter Wahrscheinlichkeit müssen Sie Ihre durchschnittliche Belastung nachhaltig reduzieren und mehr Zeit für Auftank-Aktivitäten fest und unverrückbar in Ihren Alltag integrieren. Vielleicht gilt es aber auch, wichtige Weichen in Ihrem Leben neu zu stellen. In jedem Fall sollten Sie sich im Alltag »Leitplanken« aufstellen, die Ihnen helfen, konsequent zu sein und neue, förderliche Lebensgewohnheiten auszubilden (feste Zeiten und Rituale, Termine mit sich selbst – siehe unten, Absprachen mit Familie oder Freunden etc.).

Hier eine Checkliste von Veränderungen, über die Sie nachdenken sollten:

- Berufliche Entlastung: Sie sollten dafür sorgen, dass Sie im Schnitt nicht mehr als 40–45 Wochenstunden mit überwiegend fremdbestimmter beruflicher Arbeit verbringen. Handelt es sich um eine Tätigkeit, die sehr Ihren Interessen und Stärken entspricht, die Sie unter Kontrolle haben und überwiegend als Selbstverwirklichung erleben, dann darf es vielleicht auch mehr sein. Wie können Sie dies erreichen: durch besseres Abgrenzen und Neinsagen (siehe Info-Box 9), mehr delegieren, Aufgabenbereiche abgeben? Durch einen innerbetrieblichen Stellen- oder Aufgabenwechsel? Letzteres könnten Sie sich auch überlegen mit dem Ziel, sich neue Inhalte zu erschließen, die näher an Ihren

Interessen und Stärken liegen (Hilfestellung beim Auffinden Ihrer Stärken bieten Buckingham und Clifton 2007, über das Buch wird ein fundierter Test im Internet zugänglich).

- Können Sie weitere qualitative Seiten Ihrer Tätigkeit verbessern? Bestimmte unklare Verantwortlichkeiten prinzipiell klären? Für manche Aufgaben die volle Selbstverantwortung übernehmen, für andere Bereiche die Letztverantwortung klar und explizit an andere delegieren? Lassen sich menschliche Dauerkonflikte nachhaltig entschärfen? Mit Kollegen oder Vorgesetzten doch einmal offen über Probleme sprechen, die bisher unter den Teppich gekehrt wurden? Personelle Umbesetzungen anstoßen, so dass an den menschlichen Kontaktstellen »die Chemie« besser passt? Lassen sich Störquellen ausschalten? Muss die Bürotür offen stehen? Verschaffen in einem Großraumbüro Ohropax Erleichterung? Hilft es beim »Runterkommen«, in den Pausen das Bürogebäude zu verlassen? (Einer meiner Patienten legte sich in den Pausen in sein in der Tiefgarage geparktes Auto zum Meditieren und Musikhören.) Kann man die Zeiten der elektronischen Erreichbarkeit verkürzen? Lassen sich Kernarbeitszeiten für komplexe Aufgaben einrichten, in denen die Ampel an der Bürotür auf Rot schaltet und Störungen verboten sind? Können elektronische Zeitplansysteme beim Selbstmanagement helfen?
- Lässt sich gegenüber belastenden, aber unabänderlichen Tätigkeitsaspekten die innere Haltung verändern? Kann man sie zur Lern- und Wachstums-Herausforderung umdeuten?
- Sie könnten eine gestufte Wiedereingliederung, Teilzeittätigkeit oder gar ein Sabbatical erwägen. Auch ein

Wechsel des Berufs, eventuell mit neuer Ausbildung/ neuem Studium, oder zumindest ein Stellenwechsel kann im Einzelfall angeraten sein. Letzteres gilt insbesondere dann, wenn Sie sich auf der Sinn- und Werte-Ebene nicht mehr mit Ihrem alten Arbeitgeber beziehungsweise seinen Produkten oder Leistungen identifizieren können.

- Und wenn es so weit noch nicht ist: In jedem Fall wäre es hilfreich, so etwas im Sinne eines Plan B oder Worst-Case-Szenarios vorzubereiten und gegebenenfalls die Voraussetzungen dafür zu schaffen (Zusatzqualifikationen erwerben, Kontakte knüpfen etc.). Alles, was Ihre Abhängigkeit von Ihrer gegenwärtigen Stelle reduziert, vermindert den psychischen Druck und macht das Abgrenzen leichter. In diese Richtung würde auch eine generelle Vereinfachung Ihres Lebens in Verbindung mit einer Verminderung der laufenden Kosten gehen (durchaus auch mit dem Ziel einer höheren Sparquote im Sinne des Aufbaus einer finanziellen Notreserve).
- Neuordnung Ihrer Beziehungen: Haben Sie zu viele Freunde und Bekannte? Die Pflege vieler oberflächlicher Beziehungen ist oft nur eine Flucht vor sich selbst, kostet Zeit und mehr Energie, als sie einbringt. Dann lassen Sie einige dieser Beziehungen »auslaufen«. Konzentrieren Sie sich auf einige wenige wirkliche Freundschaften oder bauen Sie solche auf. Was auch hierhergehört: Wie steht es um die Lastenverteilung in Ihrer Familie? Sollten und könnten Ihr Lebenspartner oder Ihre Kinder etwas mehr auf ihre Schultern nehmen? Sprechen Sie einmal offen darüber. Lösen Sie sich von der veralteten Vorstellung, dass Sie »der Ernährer« der Familie zu sein haben. Es gilt das Prinzip Selbstverantwortung.
- Veränderung der Lebenssituation: Entsprechen die Rahmenbedingungen Ihres Lebens Ihren Neigungen,

Bedürfnissen und Eigenarten? Sind Sie ein Eigenbrötler, zu dem eine Single-Existenz passt, oder fühlen Sie sich in einer Partnerschaft wohler? Und wenn Letzteres – mit oder ohne Kinder? Gehören Sie aufs Land oder in die Großstadt?
- Aufbau von Energiequellen und Einbau in den Alltag: Welche der in Ihrer Auszeit aufgebauten Auftank-Aktivitäten können Sie wie fortsetzen, wenn Sie wieder arbeiten? Welche vielleicht komplexeren Hobbys und Interessen sollten Sie vielleicht längerfristig entwickeln?
- Ritualisieren Sie eine Zeitstaffelung von Auftank-Inseln in Ihrem Alltag, zum Beispiel: eine Stunde täglich, ein Tag jedes Wochenendes, ein verlängertes Wochenende in jedem Monat, eine Urlaubswoche in jedem Vierteljahr.
- Verbesserung Ihres Zeit- und Selbstmanagements: Es wäre gut, wenn Sie die Verbesserung Ihrer Kompetenzen im Umgang mit sich selbst als ein eigenständiges Lebensziel begreifen könnten, das in sich wertvoll ist. Dies wäre zugleich die beste Vorbeugung gegen einen erneuten Burnout und auch gegen andere psychische Störungen.

Bevor Sie dann in den Berufsalltag zurückkehren, sollten Sie über einen ganz konkreten Plan zur Umsetzung Ihrer Veränderungsvorhaben verfügen. Alles, was Sie an Voraussetzungen und Vorbereitungen schon realisieren können, sollte vor Ihrem ersten Arbeitstag abgeschlossen sein. Erwägen Sie auch, sich in den ersten Wochen oder Monaten Unterstützung durch einen Coach oder ambulanten Psychotherapeuten zu organisieren.

Falls Sie sich schon beim Ausstieg für einen offenen Umgang mit Ihrem Burnout in Ihrer Firma/Behörde entschieden haben oder das jetzt tun wollen – prüfen Sie, ob es innerbetriebliche Hilfsmöglichkeiten gibt, die Sie nutzen

Neinsagen

Zu den wichtigsten Kompetenzen, die Sie zur Burnout-Prävention lernen und üben müssen, gehört das Neinsagen. Neinsagen fällt vielen Menschen schwer. Wir wollen andere nicht brüskieren, wollen nicht in schlechtes Licht geraten, nicht unsere Arbeit auf andere abwälzen, wir wollen keine Chancen verpassen oder gar auf die Abschussliste geraten. Machen Sie sich immer wieder klar: All das kann nicht schlimmer sein, als dauerhaft über Ihre Belastungsgrenzen zu gehen mit bleibenden gesundheitlichen Folgeschäden. Sie müssen das Neinsagen lernen und praktizieren! Folgende Strategien können dabei hilfreich sein:

- Seien Sie auf den Tag vorbereitet: Nehmen Sie sich vor Tagesbeginn Zeit für einen Termin mit sich selbst (siehe unten), auch um das Folgende noch einmal zu checken: Welche Aufgaben habe ich derzeit? Wie bin ich ausgelastet? Welche Kapazitäten hätte ich noch in welchen Zeiträumen? Was könnte heute an Anforderungen auf mich zukommen? Wie sollte ich mich dann jeweils verhalten?

- Gewinnen Sie Zeit: Wenn Sie bei einer Anforderung nicht sofort und klar wissen, ob Sie es können und wollen oder wirklich müssen, dann stellen Sie Fragen oder bitten sich Bedenkzeit aus: »Ich muss erst in mein Zeitplansystem schauen, mit einem Mitarbeiter sprechen, meine Familie fragen etc. – ich rufe Sie in 5 Minuten zurück.« Das sofortige und spontane Ja sollten wir uns für wenige und besondere Situationen aufheben.

- Knüpfen Sie ein Ja an Vorleistungen, Bedingungen oder Gegenleistungen: Fordern Sie Ressourcen an oder bitten Sie um Entlastung anderer Stelle. Manchmal bringt allein die Bitte um die Zusammenstellung von Vorabinformationen die ganze Sache zum Versanden.

- Sagen Sie entschieden jein: Sagen Sie nur die Erledigung von Teilaufgaben zu oder sagen Sie nein, bieten aber Ihre Hilfe an.

- Seien Sie nett, zeigen Sie Ihre prinzipielle Hilfsbereitschaft, begründen

Sie nach Möglichkeit Ihr Nein, äußern Sie Bedauern. Wenn Ihr Gegenüber Ihre Neinsage-Gründe wegzuargumentieren versucht, sollten Sie sich nicht auf einen Argumente-Wettstreit einlassen. Wiederholen Sie stoisch Ihre Gründe und sagen Sie dann etwas wie: »Ich bin mit den Projekten xyz schon deutlich über meinem Limit, ich kann das nicht übernehmen. Wie schlüssig Ihre Argumente auch klingen mögen – ich muss bei meinem Nein bleiben, ich würde gern helfen, aber es ist definitiv unmöglich.« Machen Sie gegebenenfalls Alternativvorschläge.

Bei vielen Menschen verbleiben nach dem Neinsagen in ernsteren Angelegenheiten erst einmal negative Gefühle – ein Mix aus schlechtem Gewissen, Unsicherheit und Angst. Das ist normal und man darf sich davon nicht von seinem Kurs abbringen lassen. Besonders betrifft das Menschen, die von Natur aus eher introvertiert und wenig selbstbewusst sind. Wenn sie einem körperlich Stärkeren oder von der sozialen Position her Mächtigeren nicht zu Willen sind, wäre das in der Steinzeit eine tödliche Gefahr gewesen. Doch unter den Bedingungen von Kultur und Rechtsstaat gilt: Ihr Bodybuilder-Kollege wird Sie nicht mit der Keule erschlagen, und Ihr Chef kann Sie nicht einfach vor die Tür setzen. Unsere urtümlichen Angstgefühle entsprechen also nicht mehr heutigen kulturellen Realitäten. Die Vernunft ist hier der bessere Ratgeber. Negative Gefühle nach dem Neinsagen haben zweitens Menschen, die in hohem Maße verantwortungs- und pflichtbewusst sind, in Verbindung mit einem ausgeprägten Gerechtigkeitsempfinden. Das Problem ist: Innerhalb hochgradig arbeitsteiliger und aufgrund ihrer Spezialisierung schwer vergleichbarer Betriebsabläufe lässt sich natürlich so etwas wie eine gerechte Belastungsverteilung oft nur sehr vage abschätzen. Immer wird es hier Spielraum für unterschiedliche Sichtweisen und zwischenmenschliche oder innere Konflikt geben. Sie haben nach bestem Wissen und Gewissen abgewogen und entschieden. Jetzt stehen Sie dazu und ziehen das konsequent durch. Sollten Sie doch ein wenig zu Ihren Gunsten überzogen haben, wäre das nicht schlimm. Das wird es immer geben – mal in die eine oder die andere Richtung. Man kann es später wieder ausgleichen und ein bisschen mehr machen. Wichtig ist nicht Gerechtigkeit zu jeder Zeit, sondern auf längere Sicht. Drittens fällt das Neinsagen Menschen schwer, die sehr empathisch sind und das Leiden anderer fast wie ihr eigenes empfinden. Ihnen ist immer bewusst: Was ich ablehne, wird auf die Schultern eines anderen geladen. Hier gilt: Wenn Sie zusammenbrechen, bekommen die anderen noch mehr aufgeladen. Und: Auch die anderen müssen das Neinsagen lernen. In diesem Sinne ist der Schmerz, den Sie ihnen zumuten, positiver Wachstumsschmerz. Nur wenn genügend Kollegen nein sagen, wird nach oben durchgestellt: Wir brauchen mehr Ressourcen, auch wenn das auf Kosten des Gewinns geht. Und eine Firma, die dauerhaft am Markt nur bestehen kann, wenn sich ihre Mitarbeiter krankarbeiten, gehört in den Konkurs. Hart, aber wahr. Viertens können Menschen schlecht nein sagen, die sich überwiegend von Lob und Anerkennung durch andere Menschen nähren. Sie sollten sich klarmachen: Sie müssen andere Quellen für positive Gefühle aufbauen und unabhängiger werden. Ein wichtiger Schritt auf diesem Weg ist es, den Abgrenzungsschmerz bewusst auszuhalten und als Stimulus für das eigene Wachstum zu interpretieren. Und zuletzt wird der Selbständige aus Existenzangst Probleme haben, Kunden gegenüber nein zu sagen und Aufträge abzulehnen. Hier gilt alles, was wir unter dem Stichwort Worst-Case-Szenario besprochen haben.

könnten: Betriebsärzte/-psychologen, Ansprechpartner des Betriebs- oder Personalrates, zum Beispiel Verantwortliche für das BEM (Betriebliches Eingliederungsmanagement). Eine Maßnahme aus dem Spektrum der BEM-Möglichkeiten wäre eine stufenweise Wiedereingliederung, auf die jeder Arbeitnehmer einen Anspruch hat, der länger als sechs Wochen im Jahr krank war oder ist. Auf der Webseite des Bundesministeriums für Arbeit und Soziales kann man hierzu unter »Publikationen« die Broschüre »Schritt für Schritt zurück in den Job. Betriebliche Eingliederung nach längerer Krankheit – was Sie wissen müssen« kostenfrei herunterladen (www.bmas.de).

Mit diesen unausweichlichen negativen Gefühlen nach dem Neinsagen ist in der gleichen Weise umzugehen, wie wir es für den Umgang mit anderen unvermeidlichen Negativempfindungen in diesem Buch besprochen haben: innerlich einen Schritt zurücktreten; sich bewusst machen, dass solche Gefühle normal sind und nicht zwangsläufig darauf hindeuten, dass man einen Fehler gemacht hat oder ein Weichei ist; sich die entscheidungsleitenden Werte und Prinzipien bewusst machen; eine förderliche Haltung einnehmen, was die negativen Gefühle schon einmal reduziert; die restlichen Negativempfindungen annehmen, ihnen den Rücken zukehren und sich auf die sinnvollen und notwendigen Aktivitäten konzentrieren, die anstehen. Schließlich bewusst die Erfahrung machen, dass das Nein akzeptiert wird und man oft in den Augen der anderen nun als stärker und respektgebietender anerkannt wird. Wenn man nach diesen Prinzipien handelt, wird das Neinsagen über die Jahre leichter fallen. Mit den Restproblemen, die bei nicht wenigen Menschen bleiben, muss und kann man leben.

Der Weg zu persönlicher Meisterschaft

Für die Verbesserung unserer Selbstkompetenzen verwende ich gern den Begriff persönliche Meisterschaft. Jedem Elektrogerät, das wir kaufen, liegt ein Benutzerhandbuch bei. Nur für den Umgang mit unserem wichtigsten »Elektrogerät«, dem Gehirn, haben wir keine systematische Anleitung erhalten. Dabei ist dieses »Gerät« sehr kompliziert und störanfällig. Gleichwohl gibt es heute einen Grundstock an gesichertem und erprobtem Wissen für den Umgang mit sich selbst, den wir alle eigentlich schon in der

Schule hätten lernen müssen. In meinen weiterführenden Büchern versuche ich, dieses zum Teil alte Wissen (Stoa, Buddhismus) vor dem Hintergrund eines modernen wissenschaftlichen Weltbildes zusammenzufassen. Wenn Sie die Konzepte dieses Buches als für Sie passend empfinden, dann könnte sich ein Weiterlesen für Sie lohnen. In *Persönlichkeit führt* finden Sie eine knappere, mehr praxisorientierte Darstellung nach Art des vorliegenden Buches. *Erfolgsprinzip Persönlichkeit* bietet eine umfassendere Darstellung, die auch detaillierter auf wissenschaftliche Grundlagen eingeht. In *Erfolgreich gegen Depression und Angst* stelle ich Grundlagen und Behandlung dieser psychischen Störungen ausführlicher und systematischer dar als im vorliegenden Buch.

Im Folgenden möchte ich nur einige der wichtigsten Punkte zum Thema persönliche Meisterschaft kurz ansprechen.

Wie wir insbesondere anhand der Besprechung von Abbildung 1 gesehen haben, ist es wichtig, dass Selbstreflexion und nach außen gewandtes Handeln in einem produktiven Gleichgewicht sind. Phasen des Nachdenkens und der Selbstreflexion und Phasen des selbstvergessenen Handelns müssen sich abwechseln. Übermäßige Selbstreflexion führt zu teufelskreisartigen Aufschaukelungen und zu Verzerrungen in Erinnerung, Fühlen und Denken (»Was man anschaut, das wird größer«). Produktive Selbstreflexion sollte sich deshalb überwiegend rückblickend auf die Erfahrungen beziehen, die man in den Phasen des selbstvergessenen Handelns mit sich macht. Und dieses Handeln im Flow ist es auch, das die Aufschaukelungen und Verzerrungen zum Abklingen bringt (neben dem berühmten »eine Nacht darüber schlafen«). Dass auch ein

Zuwenig an Nachdenken und Selbstreflexion schädlich ist, muss nicht näher erläutert werden.

Um aber nach außen gewandt selbstvergessen handeln zu können, braucht es Ziele! Wenn Sie merken, Ihr Reflektieren degeneriert zu einem fruchtlosen Grübeln, dann sollten Sie sich entschließen, mit dem Denken aufzuhören und etwas zu tun. Und nur wenn Sie Ziele haben, gibt es auf die Frage »Was ist zu tun?« immer eine Antwort. Nur wenn Sie Ziele haben, können Sie Flow erleben und Erfolgserlebnisse genießen. Sie sollten also in verschiedenen Bereichen immer ein paar »Projekte« laufen haben, die Sie als sinnhaft und inspirierend empfinden.

Es sollte große und langfristige Ziele geben sowie kleine, kurzfristige. Und Sie sollten zwischen äußeren und inneren Zielen unterscheiden. Möglicherweise haben Sie es schon erlebt, und wahrscheinlich wird es uns in Zukunft immer häufiger so ergehen: Es wird immer schwieriger werden, allzu hochgesteckte äußere Ziele zu erreichen. Aufgrund der zunehmenden Vernetzung werden viele Prozesse in der Welt immer unkalkulierbarer, aus vielerlei Gründen gerät unser Wohlstand unter Druck.

Umso wichtiger ist es in dieser Situation, die Lücke zwischen Reiz und Reaktion aufzuweiten und die Anhaftung an äußere Dinge zu vermindern, um das Befinden autonomer und mehr von innen her zu regulieren. Hierbei sind innere Ziele sehr hilfreich. Sie zu erreichen haben wir oft besser unter Kontrolle als das Erreichen äußerer Ziele. Als das wichtigste und universellste innere Ziel können wir den Erwerb persönlicher Meisterschaft sehen, und zwar um ihrer selbst willen. Versuchen Sie, Zeit und Energie in Ihre Selbstentwicklung zu investieren und dies nicht als Mittel zu irgendeinem Zweck zu sehen (effizienter und erfolgreicher zu sein in der Erfüllung äußerer

Leistungskriterien). Versuchen Sie, den Erwerb persönlicher Meisterschaft als einen Wert in sich zu sehen, als ein Streben, das dem Leben um seiner selbst willen Sinn gibt. Gerade wenn es schlimmer kommt, gilt ein bisschen überspitzt formuliert: aufrecht stehen im Chaos, im Irrenhaus (Ihrer Firma, Ihrer Behörde), im Zerfall, ja im Nichts. Mit entsetzter Gelassenheit aufrecht stehen, als Selbstzweck, allein aus Freude an der Schönheit einer aufrechten Haltung.
Eines der wichtigsten Fundamente persönlicher Meisterschaft wird von tief verinnerlichten Werten, Prinzipien und förderlichen Lebenshaltungen gebildet. Erarbeiten Sie sich solche Werte und Haltungen. Denken Sie über die damit verbundenen Fragen nach, zum Beispiel in Auseinandersetzung mit den in meinen Büchern gemachten Vorschlägen. Diskutieren Sie mit Freunden darüber, schreiben Sie sich Ihre Gedanken auf, zum Beispiel in einem Tagebuch, entwickeln Sie sie systematisch weiter. Nichts gibt im Stress und in der Bedrängnis mehr Halt als das sichere Wissen, das Richtige zu tun.

Es ist von zentraler Bedeutung, dass Sie Ihre inneren Glücksquellen langfristig auf- und ausbauen – Wichtiges haben wir dazu in den diesbezüglichen Kapiteln gesagt. Je besser und weitergehend Ihnen das gelingt, desto unabhängiger werden Sie von den äußeren Glücksquellen. Eine solche überstarke Abhängigkeit von äußeren Glücksquellen in Verbindung mit einem Mangel innerer Glücksquellen ist der gemeinsame Nenner der wichtigsten Burnout-Veranlagungen: Menschen mit Helfersyndrom sind in zu hohem Maße abhängig von Wohlbefinden und Dankbarkeit anderer Menschen. Narzissten leben von der Bewunderung ihrer Person durch andere Menschen und ihrem sozialen Status. Perfektionisten nähren sich von Erfolgserlebnissen bei der Erfüllung äußerer Erfolgskriterien. Gestalten sich nun die äußeren Umstände ungünstig, bekommen sie einerseits zu wenig Energie. Und andererseits sind sie gezwungen, mit maximalem Einsatz darum zu kämpfen, dass ihnen ihre Umwelt wieder das gibt, was sie brauchen. Dass eine solche Konstellation schnell in den Energiemangelzustand eines Burnout führen kann, liegt auf der Hand. Der beste Schutz hiergegen ist Unabhängigkeit durch den Aufbau innerer Glücksquellen. Zugleich müssen die mit diesen Veranlagungen verbundenen Lebenseinstellungen und falschen Muss-Vorstellungen bewusst gemacht, kritisch hinterfragt und durch förderlichere Geisteshaltungen ersetzt werden. Hierbei könnte die Unterstützung durch einen ambulanten kognitiven Verhaltenstherapeuten erforderlich sein.

Es ist hilfreich, sich psychologisches Basiswissen anzueignen: Welche grundlegenden Gefühle und Bedürfnisse sind dem Menschen evolutionsgeschichtlich mitgegeben? Wie kann ich auf förderliche Weise mit ihnen umgehen? Wie sieht die individuelle Ausprägung dieser Bedürfnisse bei mir aus? Gelingt es mir, destruktive Bedürfnisse ausreichend einzugrenzen? Kommen meine angemessenen Grundbedürfnisse ausreichend zu ihrem Recht?

Vor diesem Hintergrund wäre es gut, wenn Ihr Leben auf mehreren tragenden Säulen ruht, etwa in den Bereichen Beruf, Hobby/Sport, Familie/Beziehungen und Selbstentwicklung/persönliche Meisterschaft. So kann man stehen bleiben, falls eine dieser Säulen einmal wegbrechen sollte.

Es sollte Ihnen gelingen, sich über die Jahre selbst in Ihren Neigungen, Stärken und Schwächen kennenzulernen und sich in kleinen Schritten eine Lebensnische zu zimmern, die zu Ihren Eigenheiten passt, in der Sie Ihre Stärken leben und überwiegend unverkrampft »Sie selbst sein« können.

Es wäre gut, wenn Sie in diesem Zusammenhang auch etwas wie ein Herzensanliegen fänden, etwas, das Sie bewegt, fasziniert, das Ihrem Leben Sinn und Erfüllung gibt, etwas, das Sie über Jahre oder Jahrzehnte aufbauen oder weiterentwickeln können. Wenn es möglich ist, diesen Herzensinhalten durch einen gewissen Verzicht auf materiellen Luxus näherzukommen, dann könnte das unter dem Strich lohnend sein.

Termine mit sich selbst

Und nun schließlich zu den schon mehrfach erwähnten »Terminen mit sich selbst«. Ein großes Handicap unseres Gehirns ist die Enge unseres Bewusstseinsfensters: Wir können uns nur sehr wenige Dinge gleichzeitig vor unser inneres Auge rufen (fünf bis maximal sieben).
Weil dieses Fenster so klein ist, kann es auch von kleinen Dingen ganz ausgefüllt werden, die uns dann riesengroß erscheinen und unser Erleben vollständig beherrschen. So kommt es, dass wir uns einerseits in Bezug auf Kleinigkeiten ärgern oder ängstigen und uns andererseits von nebensächlichen und/oder unguten Dingen verführen lassen.
Die entscheidende mentale Fähigkeit, dies zu verhindern, besteht darin, innerlich auf Abstand zu gehen und gewissermaßen auf den inneren Feldherrnhügel zu springen. Von dort oben betrachtet, relativieren sich einerseits die Ärgernisse und Ängste. Andererseits bekommen wir unsere langfristigen Ziele in den Blick und die Konsequenzen, die es für diese Ziele haben wird, wenn wir den Verführungen weiter nachgeben. Von dort oben betrachtet, können wir unsere Aufmerksamkeit und unser Tun immer wieder auf das fokussieren, was für uns wirklich wichtig und richtig ist. Wir sollten üben, ausreichend oft am Tag solche »Refokussierungen« unserer Aufmerksamkeit vorzunehmen. Um diesen und andere Übungsprozesse immer wieder neu anzustoßen und am Laufen zu halten, wäre es gut, zwei »Besinnungstermine« mit sich selbst zu ritualisieren, einen am Morgen als Start in den Tag, einen am Abend zur Tagesbilanzierung.

Morgendlicher Termin mit sich selbst
Gehen Sie innerlich ganz weit auf Abstand. Machen Sie sich bewusst, dass Sie ein bewusstseinsfähiges Wesen in einer ziemlich verrückten Welt sind, und staunen Sie mit einer Prise Ehrfurcht über das Wunder, das in dieser merkwürdigen Tatsache liegt (die im Übrigen von der Wissenschaft niemals erklärt werden wird, weil ihr die »Letzten Fragen« prinzipiell nicht zugänglich sind). Machen Sie sich bewusst, dass jede Sekunde Ihres Lebens ein kostbares Geschenk ist, mit dem sehr achtsam umzugehen Sie sich vornehmen: die Welt nicht durch die gewohnten Begriffsschablonen betrachten, nicht in den Alltagsroutinen erstarren, sondern mit »dem neugierigen Blick des Kindes« für die vielen kleinen wundersamen Entdeckungen offen sein, die uns der Alltag bietet. Nehmen Sie Kontakt auf zu den Sinnmomenten in Ihrem Leben: Was möchten Sie geben? Was möchten Sie verändern? Was ist Ihr Herzensanliegen, Ihre »Mission«?
Meditieren Sie über eine der von Ihnen erarbeiteten und aufgeschriebenen förderlichen Lebenshaltungen, die für Ihren Veränderungsprozess derzeit gerade wichtig ist. Formulieren Sie für jede Woche eine spezielle Veränderungsaufgabe, auf die Sie sich besonders konzentrieren wollen. Planen Sie konkret kleine Schritte förderlicher Verhaltensänderungen in den voraussichtlichen Alltagssituationen der kommenden Tage.
Gehen Sie noch einmal die am Vorabend erarbeitete Aufgaben- und Prioritätenliste des Tages durch (siehe folgender Abschnitt): Welche Probleme und Konflikte könnten auf Sie zukommen? Spielen Sie innerlich durch, wie Sie darauf reagieren könnten.
Nehmen Sie sich immer wieder aufs Neue vor, möglichst oft auf den inneren Feldherrnhügel zu springen, um einen

hohen Grad an Bewusstheit und innerer Klarheit zu realisieren. Ziel ist, überwiegend in förderlichen Bewusstseinszuständen zu verbleiben (konzentriertes Problemlösen, Achtsamkeit und Flow oder entspanntes Genießen, nicht aber Stress oder inneres Hin-und-hergerissen-Sein). Nehmen Sie sich vor, sich möglichst den ganzen Tag einen heiter-gelassenen Grundzustand zu erhalten, klar zu entscheiden, was Sie tun wollen, eine positive Haltung dazu aufzubauen – was kann ich lernen? – und das dann mit Freude und ganzem Herzen zu tun.

Arbeiten Sie Schritt für Schritt Ihre Prioritätenliste ab, halten Sie negative Dinge innerlich auf Abstand und machen Sie immer wieder kleine Entspannungspausen. So schaffen Sie viel mehr, als wenn Sie in Hektik geraten, und sind am Abend so frisch und erholt wie nach einem »freien Tag« (an dem Sie ja auch ständig irgendwie aktiv sind – die innere Haltung entscheidet darüber, wie viel Kraft uns die Dinge kosten). Werden Sie sich immer wieder der Lücke zwischen Reiz und Reaktion bewusst: Was da draußen abgeht, muss nicht zwangsläufig bestimmen, was in Ihrem Inneren passiert. Sie können lernen und üben, Ihr Innenleben immer mehr unter Ihre Selbstkontrolle zu bringen.

Abendlicher Termin mit sich selbst

Wie ist die Tagesbilanz, wie konnten Sie Ihren Aufgaben und Zielen gerecht werden? Wenn etwas schiefgegangen ist: nicht ärgern – Fortschritt gibt es nur in Form einer Zickzacklinie, die sich langsam nach oben bewegt. Woran hat es gelegen, kann man noch etwas im Nachhinein korrigieren, wie kann man ähnlichen Fehlern für die Zukunft vorbeugen? Wenn Sie in verschiedenen Situationen nicht

optimal reagiert haben – überlegen Sie sich förderlichere Reaktionen und üben Sie diese in der Vorstellung (oder auch laut verbal vor dem Spiegel oder als Rollenspiel mit dem Partner oder einem Freund).
Haben Sie überraschende neue Erfahrungen mit sich gemacht? Wie lässt sich das vor dem Hintergrund Ihres psychologischen Wissens erklären und in Ihr Selbstbild integrieren?
Erstellen Sie eine Aufgaben- und Prioritätenliste für den nächsten Tag (ein sehr schönes und hilfreiches Werkzeug hierfür ist der Tageskalender von Seltmann und Huhn, 2012).
Dann könnten sich Dinge anschließen wie: eine Meditationsübung machen, Tagebuch schreiben, ein »Dankbarkeitsritual« abhalten: Machen Sie sich bewusst, was am zurückliegenden Tag alles gut gelaufen ist und wofür Sie insgesamt dankbar sein können. Freuen Sie sich auch über kleine Fortschritte.
Und schließlich sollten Sie noch 30 Minuten Lebenskunst-Literatur lesen.

Ich persönlich bin davon überzeugt, dass ein solches täglich zweimaliges Besinnungsritual eines der wirksamsten Werkzeuge – und vielleicht das wirksamste Werkzeug – der Selbstveränderung ist. Nicht umsonst ist es Teil praktisch aller Religionen und Lebenskunst-Lehren (als Gebetszeiten in den Religionen oder ähnlich der hier vorgeschlagenen Form etwa im Rahmen der Stoa).

Bei Ihren Zeitplanungen sollten Sie Folgendes beachten: Jeder fremdbestimmt für Geld arbeitende Mensch braucht ein bestimmtes Quantum an Zeit zum Auftanken: Zeit, in der er entspannt, selbstvergessen und innengeleitet seinen ureigenen Interessen und Hobbys nachgehen kann. Diese Zeit müssen Sie absolut setzen. Wenn Sie sich diese Zeit nicht einräumen, rutschen Sie (erneut) in einen Burnout. Für den Job kann nur die Rest-Zeit zur Verfügung stehen. Und in dieser Zeit arbeiten Sie in Ruhe Ihre Prioritätenliste ab. Was Sie so nicht schaffen, muss ungetan bleiben (oft wird es dann von jemand anderem gemacht oder es erledigt sich irgendwie von selbst). Sollten Sie auf diese Weise Ihrem Job nicht genügen, dann streben Sie einen Wechsel an, zur Not greift Ihr Worst-Case-Szenario. Natürlich kann man dieses Procedere mal für zwei Monate aussetzen, um ein ganz wichtiges Projekt abzuschließen. Aber langfristig kommen Sie an diesen Grundsätzen nicht vorbei, wenn Sie gesund bleiben und Ihren eigentlichen Existenzauftrag erfüllen wollen: Freude am Leben zu haben.

Schauen Sie auch einmal ins Internet. Unter www.psychosynergetik.de finden Sie spezielle Hilfestellungen zum Thema Burnout, die weiterentwickelt und aktualisiert werden. Ich wünsche Ihnen viel Erfolg bei Ihrer Selbstentdeckung und Selbstgestaltung!

Literatur

Bandelow, Borwin: *Das Angstbuch. Woher Ängste kommen und wie man sie bekämpfen kann.* Reinbek 2006.
Bastian, Till: *Seelenleben. Eine Bedienungsanleitung für unsere Psyche.* München 2010.
Bodian, Stephan: *Meditation für Dummies.* Weinheim 2011.
Buckingham, Marcus/Clifton, Donald O.: *Entdecken Sie Ihre Stärken jetzt! Das Gallup-Prinzip für individuelle Entwicklung und erfolgreiche Führung.* Frankfurt/New York 2007.
Burisch, Matthias: *Das Burnout-Syndrom.* Heidelberg 2013.
Corssen, Jens: *Als Selbst-Entwickler zu privatem und beruflichem Erfolg.* Vier Audio-CDs. Hamburg 2006.
Csikszentmihalyi, Mihaly: *Flow. Das Geheimnis des Glücks.* Stuttgart 2010.
Dunbar, Robin: *Klatsch und Tratsch. Wie der Mensch zur Sprache fand.* München 1998.
Frey, Bruno S./Frey Marti, Claudia: *Glück. Die Sicht der Ökonomie.* Zürich/Chur 2010.
Gilbert, Daniel: *Ins Glück stolpern. Suche dein Glück nicht, denn es findet dich von selbst.* München 2006.
Grossarth, Jan: *Vom Aussteigen und Ankommen. Besuche bei Menschen, die ein einfaches Leben wagen.* München 2012.
Grün, Anselm: *Der Himmel beginnt in Dir. Das Wissen der Wüstenväter für heute.* Freiburg 2012.
Hadot, Pierre: *Philosophie als Lebensform: Antike und Moderne Exerzitien der Weisheit.* Frankfurt 2011.
Haidt, Jonathan: *Die Glückshypothese. Was uns wirklich glücklich macht.* Kirchzarten 2011.
Hansch, Dietmar: *Persönlichkeit führt. Sich selbst und Mitarbeiter wirkungsvoll coachen. Grundlagen der Psychosynergetik.* Offenbach 2008.
Hansch, Dietmat: *Angst selbst bewältigen.* München 2017
Hansch, Dietmar: *Erfolgsprinzip Persönlichkeit.* Heidelberg 2009.
Hansch, Dietmar: *Panik und Platzangst selbst bewältigen.* München 2021.
Hirschhausen, Eckart von: *Glück kommt selten allein ...* Reinbek 2011.
Holzach, Michael: *Deutschland umsonst. Zu Fuß und ohne Geld durch ein Wohlstandsland.* Hamburg 1993.
Kabat-Zinn, Jon: *Gesund durch Meditation. Das große Buch der Selbstheilung.* München 2019.

Koch, Richard: *Das 80/20-Prinzip: Mehr Erfolg mit weniger Aufwand.* Frankfurt am Main 2004.

Master Han Shan: *Wer loslässt, hat zwei Hände frei. Mein Weg vom Manager zum Mönch.* Köln 2011.

Münchhausen, Marco von: *Wo die Seele auftankt. Die besten Möglichkeiten, Ihre Ressourcen zu aktivieren.* München 2006.

Nhat Hanh, Thich: *Das Herz von Buddhas Lehre. Leiden verwandeln – die Praxis des glücklichen Lebens.* Freiburg 2004.

Ott, Ulrich: *Meditation für Skeptiker. Ein Neurowissenschaftler erklärte den Weg zum Selbst.* München 2010.

Sanders, Lara Juliette: *Einfach davongeflogen. Mein Ticket in ein neues Leben.* München 2011.

Schmid, Wilhelm: *Schönes Leben? Einführung in die Lebenskunst.* Frankfurt am Main 2004.

Schwermer, Heidemarie: *Das Sterntalerexperiment. Mein Leben ohne Geld.* München 2003.

Seligman, Martin E.P.: *Der Glücksfaktor. Warum Optimisten länger leben.* Köln-Mülheim 2005.

Seltmann, Oliver/Huhn, Gerhard: *Den Tag meistern: Die 6-Punkte-Liste – New Edition.* Lüdenscheid/Berlin/Hamburg 2012.

Senzel, Holger: *»Arschtritt«: Mein Weg aus der Depression zurück ins Leben.* München 2011.

Sprenger, Reinhard K.: *Die Entscheidung liegt bei dir! Wege aus der alltäglichen Unzufriedenheit.* Frankfurt/New York 2016.

Zulley, Jürgen: *Mein Buch vom guten Schlaf: Endlich wieder richtig schlafen.* München 2010.